VAINCRE LA CALVITIE

MÉTHODE TESTÉE POUR ARRÊTER ET INVERSER DÉFINITIVEMENT LA PERTE DE VOS CHEVEUX

Par David Brocard

PRÉAMBULE

La recherche médicale et les innovations sanitaires qui ont lieu depuis plus d'un siècle auraient pu faire penser que les problèmes de chutes de cheveux, de calvitie aient trouvé une solution efficace. Malgré les progrès médicaux, c'est pourtant un phénomène qui ne cesse de prendre de l'ampleur. Le pourcentage de personnes qui en souffre n'a cessé d'augmenter depuis les années cinquante. Et de manière bien plus importante au cours de ces dix dernières années.

À l'âge de cinquante ans, on estime qu'environ 50 % des hommes vont souffrir de calvitie à un degré plus ou moins important. De manière générale, vingt millions de femmes vivront une perte de cheveux importante à un moment donné de leur vie. Ces estimatifs nous prouvent que ce trouble est loin d'être à négliger, ni à reléguer au second plan.

Si certains sourient à l'évocation de la perte de cheveux, ou taquinent gentiment en parlant de calvitie naissante, c'est un phénomène qui n'a rien d'agréable pour celui qui le vit. Perdre ses cheveux, c'est comme perdre une partie de sa personnalité, avec un impact direct sur l'estime de soi, la vie sociale. La vision que l'on a de soi-même est profondément atteinte, et que dire de la crainte du regard des autres ? Pour celles et ceux qui le vivent, au quotidien, petit à petit, perdre ses cheveux peut être ressenti comme un véritable handicap. Il n'est donc pas vaniteux de vouloir avoir la tête pleine de cheveux !

L'inquiétude de voir sa chevelure diminuer est justifiée car la société dans laquelle nous vivons aujourd'hui est très influencée par l'apparence physique. Normal alors de se demander comment on va être perçu, ou jugé même, si l'on diffère de la norme, si nos cheveux tombent, nous laissant avec un sentiment de nudité mêlé de gène et de honte. Bien sûr, il y en a qui assument parfaitement la chose et qui la vivent de manière totalement décomplexée. Mais les autres ?

La question principale qui les anime c'est de savoir s'il existe des solutions pour retrouver ses cheveux. De tout temps, des hommes, des industries, ont proposé des remèdes soi-disant miracles, des crèmes fertilisantes, ou encore des sprays. Ils promettent mots et merveilles, profitant du désespoir et de la crédulité des personnes.

Les bonimenteurs d'hier sont les industriels d'aujourd'hui. Ils s'enrichissent tout autant en vendant des produits qui n'apportent que peu de résultats, impliquent des traitements longs et fastidieux. D'une part, les composants utilisés couramment, comme par exemple le Minoxidil ou le Finasteride, ne fonctionnent pas sur tous les patients. D'autre part, il peut arriver que lorsque vous commencez à les utiliser, il soit délicat d'arrêter, au risque de perdre tous les cheveux qui avaient péniblement repoussé. Et est-il nécessaire d'évoquer les nombreux effets secondaires, dont des allergies, des migraines, des problèmes de peau, de tension voir, pour certains produits, des difficultés d'érection. Beaucoup de contraintes et de risques, malgré un coût élevé.

Une autre solution consiste à recourir à des mesures plus extrêmes, notamment la greffe. Cette technique devient de plus en plus courante, bien que chère. Certes, il faut lui reconnaître d'être efficace, à condition de trouver un bon chirurgien. C'est une opération complexe. Avoir recours à un chirurgien non-expérimenté, c'est courir le risque de se retrouver avec des cicatrices peu esthétiques, ou des effets secondaires douloureux. En outre, il faut savoir que les chirurgiens qualifiés pratiquent des tarifs élevés.

Il est prouvé, que vous pouvez vous passer des traitements de choc soi-disant efficaces et couteux. La vérité est que la solution et la cure ne vous coûtera pas plus que le temps que vous passerez à en apprendre plus sur votre corps et vos cheveux et comment corriger les habitudes néfastes.

Ce que vous découvrirez ici, ce sont des méthodes sans risque, sans intervention coûteuse. Leur objectif est non seulement de favoriser la repousse de vos cheveux, mais aussi de vous aider à éliminer tous les facteurs qui provoquent la perte de vos cheveux. Vous ne perdrez pas votre temps et encore moins votre argent.

Vous devez comprendre, et cet ouvrage est là pour vous aider, que votre meilleure arme dans la lutte contre la calvitie est de savoir pourquoi vous perdez vos cheveux, savoir aussi comment fonctionne votre corps. Avec ce savoir, ces petits secrets, vous allez faire des changements stratégiques dans quelques aspects de votre vie, avec comme première – et non des moindres – conséquence l'arrêt du processus de chute, puis le déclenchement de la repousse des cheveux.

Ce que ce livre vous offre, c'est un guide qui, étape par étape, vous permettra de reprendre en main votre apparence, votre chevelure et vous aidera à mieux vous sentir. Si certains points de ce livre vous paraissent singuliers, rassurez-vous : les méthodes proposées ont fait l'objet de multiples essais avec de nombreuses personnes, qui les ont jugées efficaces avec de bons résultats.

Homme ou femme, que vous ayez déjà une chute de cheveux importante ou que le processus vienne juste de commencer, le programme et les instructions dans ce livre vous seront d'une

grande aide. Et je suis persuadé que vous serez comblés des résultats.

Prêt à démarrer ce qui va changer votre vie ?

SOMMAIRE

Première Partie

Ce Que Vous Devez Savoir
À Propos De La Chute De Cheveux

INTRODUCTION

B ien qu'il ne s'agisse pas d'un livre spécialisé sur la biologie, ni la physiologie, il est nécessaire de connaître quelques bases de ces matières afin de mieux comprendre ce qu'il se passe en cas de chutes capillaires, mais aussi simplement de savoir de quoi on parle.

Ce premier chapitre sera un peu technique puisqu'il s'agit de présenter le cheveu, son anatomie, sa durée de vie, avant de voir plus spécifiquement les différentes causes qui peuvent aboutir à sa chute. Parce qu'il existe plusieurs facteurs qui peuvent déclencher la perte de cheveux et même l'accélérer.

Avant d'aborder, dans les chapitres suivants, les points essentiels, les attitudes à adopter, de même que les mauvaises habitudes à changer qui vous permettront de retrouver de beaux cheveux, il m'a semblé important de vraiment faire le point, poser les choses et données principales. Nous partons ainsi avec la même base de savoir.

N'ayez crainte, il n'y a rien de compliqué dans tout ce que vous allez lire ici. Rien que des informations claires, pour vous permettre de mieux appréhender les dynamiques en œuvre.

Grâce à ces données, vous apprendrez plus loin dans cet ouvrage de nombreuses informations tant sur l'alimentation que sur les suppléments alimentaires dont votre corps a besoin pour faire pousser des cheveux sains.

Chapitre I

PRÉSENTATION DE
VOS CHEVEUX

C omprendre comment des cheveux sains poussent est important pour comprendre la nature de votre chute de cheveux et comment y faire face.

Anatomie du cheveu

Voyons un peu comment fonctionnent les cheveux en bonne santé. Sur le schéma suivant, on peut observer l'anatomie du cheveu, qui se décompose en deux principales parties:

- Le cheveu ou tige, qui est situé en dehors de l'épiderme au-dessus de la surface de la peau.

- Le follicule pileux ou racine, situé sous la peau, à seulement quelques millimètres. Cette racine est alimentée par des vaisseaux sanguins.

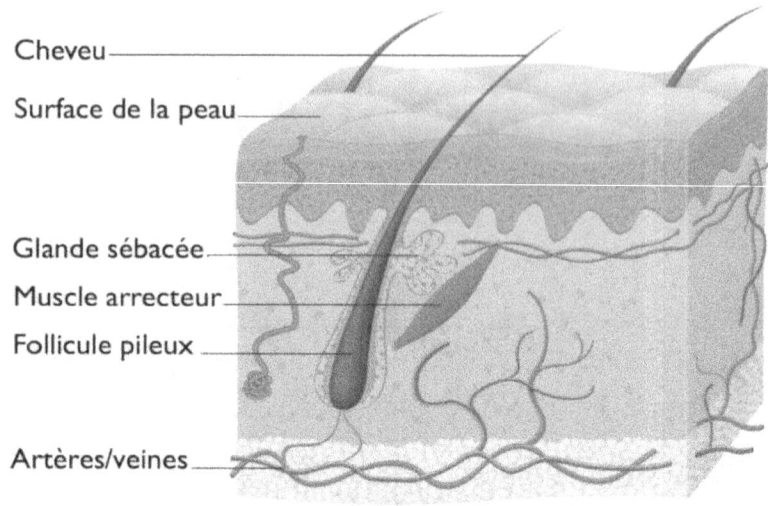

Cheveu
Surface de la peau
Glande sébacée
Muscle arrecteur
Follicule pileux
Artères/veines

Voyons maintenant d'un peu plus près dans quel environnement ces deux éléments évoluent.

La circulation sanguine. Observez bien le dessin : le follicule pileux est alimenté au travers des vaisseaux sanguins qui passent juste au-dessous de lui. Il faut savoir que le sang, est le seul moyen pour les éléments nutritifs de parvenir à vos cheveux. Ces éléments sont essentiels à leur enrichissement et leur vitalité.

C'est par le biais du sang que passent tous les aliments, toutes les vitamines mais aussi les hormones. Parmi cette dernière catégorie, nombre d'entre elles sont nécessaires pour la croissance des cheveux, de même que pour garder votre cuir chevelu et votre crâne en bonne santé. On y reviendra tout au long de cet ouvrage, mais sachez dès à présent que l'hormone appelée la dihydrotestostérone ou DHT est responsable de la majorité des pertes de cheveux. Véhiculée par le sang, la DHT atteint votre cuir chevelu. Elle peut et doit être donc traitée à la fois extérieurement et intérieurement.

Le sang est, de loin, votre meilleur atout pour lutter contre la chute de cheveux. Nous y reviendrons plus en détail.

La glande sébacée est située à côté du follicule juste au-dessus de la racine. La fonction de la glande sébacée est de produire des huiles et des acides gras, appelée sébum, qui conditionnent à la fois vos cheveux et votre peau. Le sébum se déplace par une action capillaire jusqu'à la chevelure pour la protéger, sceller l'humidité et lubrifier les cheveux à l'extérieur, pour réduire au minimum le frottement et l'usure. Cela implique que lorsque votre sébum est en désordre, vos cheveux le sont aussi.

La surface de la peau : Le cheveu pousse et sort par le **pore** à l'aide d'un muscle microscopique qui garde le cheveu perpendiculaire sur la peau. Le pore est le seul accès externe du follicule pileux et de la glande sébacée. Il a son importance car si l'excès de sébum s'accumule à la surface de la peau et se mélange avec la saleté du cuir chevelu, le pore peut être bouché.

Vie des cheveux

Saviez-vous que l'homme compte en moyenne 100 000 cheveux ? Il en perd aussi naturellement en moyenne une centaine par jour. Les follicules pileux sont programmés pour passer par un cycle de vie de 3 phases :

La phase anagène (croissance)

Elle dure entre 2 et 4 ans chez les hommes et de 2 à 6 chez les femmes. Cette phase concerne 85 % de la chevelure. Au cours de cette période les cellules se multiplient activement et les tiges pilaires poussent de façon régulière.

La phase catagène (involution)

Cet intervalle de régression, durant lequel l'activité du follicule pileux s'interrompt, est le plus court du cycle pilaire. Il dure entre 2 et 3 semaines et, pendant ces vingt jours de transition, la pousse est stoppée. Cette étape ne concerne qu'1 % de l'ensemble des cheveux.

La phase télogène (mort du cheveu)

Au cours de cette phase, le follicule pileux est en repos et le cheveu meurt. Il est alors refoulé par un autre cheveu déjà entré en phase anagène. Ce processus d'élimination dure entre 2 et 6 mois et concerne 14 % de la chevelure.

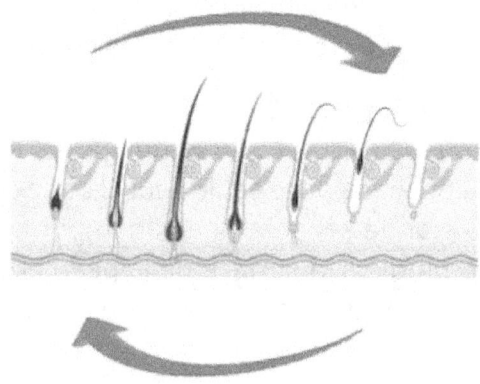

Cycle de vie du cheveu

Cette petite présentation très simple vous permet de comprendre comment fonctionne le processus, idéalement, sur une chevelure normale. Voyons maintenant pourquoi cela ne fonctionne pas aussi bien qu'il le faudrait sur certains individus.

Chapitre II

POURQUOI PERD-ON SES CHEVEUX ?

Déterminer la cause de votre calvitie est utile pour savoir quel est le plan d'action à prendre pour mieux remédier à votre cas. Bien que certaines maladies et plusieurs autres facteurs puissent causer la perte des cheveux, dans la plupart des cas elle est due à la prédisposition génétique et aux hormones androgènes. Il s'agit de l'alopécie Androgénétique.

L'alopécie androgénétique correspond à plus de 90 % des cas de perte de cheveux. Ce livre est conçu pour vous aider à surmonter cette forme d'alopécie. Quant au 10 % restant, il faut noter que de nombreuses maladies et traitements chimiothérapiques peuvent causer la perte de cheveux. Dans tous les cas, il est important et fortement conseillé de faire appel à un médecin, de préférence un dermatologue ou un endocrinologue, dès que vous remarquez une chute de cheveux anormale. Votre médecin doit vous faire une prise de sang et examiner votre santé générale de sorte à s'assurer qu'il n'y a aucun autre problème de santé provoquant la chute de vos cheveux.

En face d'un diagnostic d'alopécie androgénétique, le médecin pourra adopter deux orientations : soit il vous annonce que c'est héréditaire et que l'on ne peut rien y faire, soit il vous prescrit des médicaments qui feront plus de mal que de bien. En vérité, la plupart des médecins n'aiment pas faire ce diagnostic. Contrairement à la plupart des cas qu'ils traitent, il n'y a pas de solution rapide ni de garantie pour ce diagnostic. Cependant, même en l'absence de solution rapide que le médecin peut vous donner, si vous avez la patience et l'assiduité qu'il faut pour cela, le programme présenté dans ce livre est certainement fait pour vous.

L'alopécie androgénétique : qu'est-ce que c'est ?

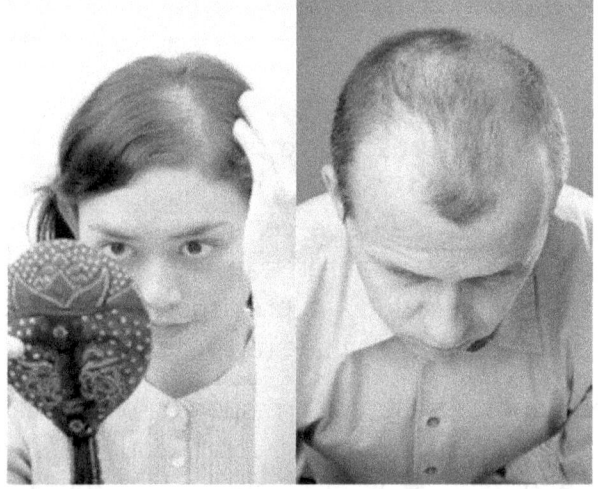

L'alopécie androgénétique, appelée aussi calvitie commune, est la forme la plus courante de chute de cheveux. Elle touche aussi bien les hommes que les femmes. L'alopécie androgénétique masculine évolue généralement en laissant le front et le sommet dégarni. Au contraire, chez les femmes elle est plus diffuse, le plus souvent concentrée sur le dessus du crâne.

Cette forme de perte de cheveux est influencée par des gènes hérités des parents dits alopéciques. Cependant, ces derniers ne se réveillent pas toujours. C'est-à-dire qu'il est possible de les porter sans que l'alopécie ne se développe. Les facteurs qui entrent en compte pour que le processus ne s'enclenche sont principalement les hormones androgènes et l'âge. Alors comment cela se passe-il ?

L'incidence des androgènes sur la chute de cheveux :

Androgène est le terme générique pour désigner l'ensemble des hormones sexuelles mâles. Ces androgènes sont les hormones responsables du développement sexuel humain ainsi que des fonctions connexes telles que les sécrétions surrénales, la fertilité et la glycémie.

L'androgène le plus commun est la testostérone. Mis à part la maturité sexuelle, la testostérone est également responsable des traits masculins les plus reconnaissables - muscles plus gros et graisse corporelle réduite. Chez la femme, la testostérone et aussi présente, ainsi qu'un androgène similaire appelé progestérone.

Vous rappelez-vous de l'importance de la circulation sanguine ? Et bien la testostérone est véhiculée par les vaisseaux sanguins jusqu'aux follicules pileux. Elle se lie dans la glande sébacée à une enzyme, appelée la 5 alpha-réductase (5AR), qui la métabolise en un nouvel androgène, la dihydrotestostérone (DHT). La fonction primaire de la DHT est de faire croître les muscles chez les deux sexes. Le corps masculin utilise aussi la DHT pour produire la pilosité faciale, les poils de thorax et permet la production d'une voix masculine plus profonde.

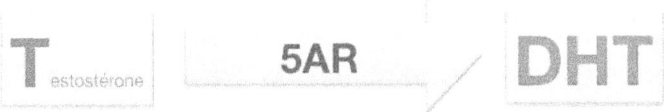

Les personnes qui ont une chevelure saine ont une quantité normale de DHT dans le corps. Les personnes atteintes d'alopécie androgénétique ont, au contraire, une sécrétion de cette hormone sensiblement accrue. Cela est dû à un surplus de l'enzyme 5AR, et une carence d'autres enzymes - de la même classe que la 5AR - responsables de la métabolisation de la DHT inutilisée (enzymes anti-androgènes).

Concrètement, avoir un excès de 5AR signifie également un excès de DHT. Sans avoir assez des autres enzymes anti-androgènes, votre corps ne peut pas se débarrasser de l'excédent de DHT. Au lieu de cela, il le stocke quelque part dans l'organisme. Les hommes et les femmes stockent l'excès de DHT dans l'endroit où il a été produit, à savoir la peau. Toutefois, chez l'homme, de petites quantités de DHT peuvent être stockées sur la prostate.

Il faut savoir que les récepteurs d'androgènes entourant le follicule pileux sont particulièrement sensibles à la cueillette et au stockage de la DHT. Quand il n'y a rien pour arrêter la formation de la DHT, ni rien pour en bloquer le stockage, les récepteurs deviennent inondés de cette hormone et le follicule pileux commence à en souffrir.

Inflammation du follicule pileux

Sur un follicule sain, la testostérone et la 5AR s'associent sans aucun incident, et la DHT ne gêne en rien le développement du cheveu. En revanche, un dérèglement hormonal, en l'occurrence une quantité accrue de 5AR, va grandement augmenter la sensibilité à la DHT. À terme, le follicule va se saturer, débordé de DHT, et va se mettre à gonfler.

Ce gonflement, ou inflammation, va provoquer une réaction en chaîne : des impuretés – qui sont en réalité des dépôts de calcium - vont se coincer dans le follicule et le flux sanguin va s'affaiblir. Cela implique, d'une part, que les protéines et les autres éléments nécessaires pour la croissance du cheveu n'atteindront pas le follicule, et d'autre part que les enzymes anti-androgènes ne pourront plus atteindre la DHT pour la purger du follicule.

Calcification des follicules pileux

Les calcifications sont des dépôts de calcium sur les tissus mous. Elles sont présentes dans de nombreux processus pathologiques, dont les maladies cardiaques, Alzheimer, les calculs rénaux, la prostatite et plusieurs autres maladies.

Chose intéressante, on a récemment découvert un article datant de 1942 qui démontrent la différence entre les cuirs chevelus des personnes atteintes de calvitie et de celles qui ont une implantation de cheveux normale. L'étude, basée sur des observations effectuées sur 80 cadavres, a permis de mettre en lumière que les sujets ayant une calvitie présentaient une calcification. Cette dernière a réduit l'approvisionnement en sang des follicules pileux. Ce constat ne s'est pas retrouvé sur les autres sujets.

Les études se sont multipliées, et les plus récentes tendent à montrer qu'il y a une corrélation entre calcification du cuir chevelu et calvitie. Quelques études publiées sur ce sujet indiquent que les dépôts de calcium sur les tissus mous sont le résultat d'une inflammation cornique.

Comme vous le savez déjà, l'attaque de la DHT sur les follicules aboutit à leur inflammation, ce qui peut à son tour entraîner une accumulation de petits dépôts de calcium dans les follicules sur une longue période de temps.

Le schéma ci-dessous montre ce qu'il se passe ensuite au niveau du follicule : Malade d'un trop plein de DHT, il est très affaibli et ses résistances lâchent. Il va commencer à rétrécir. S'il continue à permettre la pousse du cheveu, ce dernier devient de plus en plus fin et faible, avec un cycle de vie perturbé et accéléré. Si rien n'est fait pour arrêter l'accumulation de DHT, le follicule continuera à se rétrécir et finira par disparaître totalement.

Rétrécissement du follicule du à l'attaque de la DHT

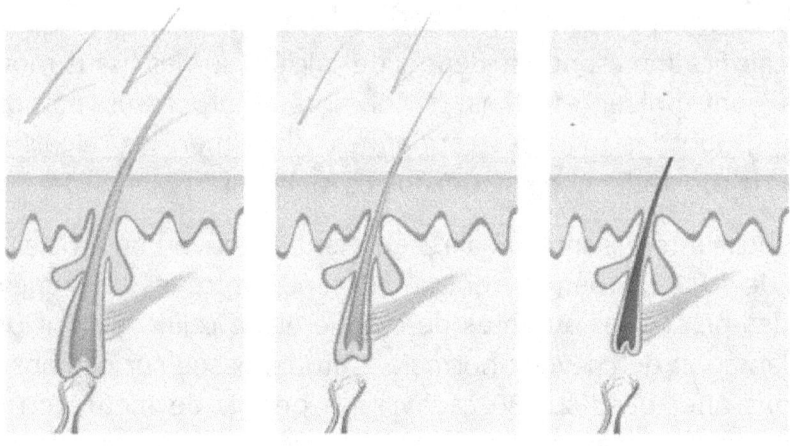

Chapitre III

LES IMPLICATIONS DE LA DHT DANS L'ORGANISME

À ce stade de l'ouvrage, et avant de clôturer cette première partie, je souhaite faire un petit aparté sur deux études particulièrement pertinentes concernant la DHT et son incidence potentielle dans le développement de deux pathologies : le cancer de la prostate et le cholestérol.

DHT et cancer de la prostate

Il me semble pertinent d'évoquer une étude récente publiée dans la revue « Annals of Oncology ». Conduite par des médecins français elle met en lumière une donnée statistique qui peut faire froid dans le dos. L'étude a porté sur l'analyse de l'âge où la perte de cheveux a commencé auprès de patients suivis pour un cancer de la prostate et présentant une alopécie. L'analyse des résultats a montré que ceux qui avaient commencé à perdre leurs cheveux à l'âge de 20 ans avaient, statistiquement, un risque deux fois plus élevé d'avoir un cancer de la prostate. Une étude américaine a abouti aux mêmes constatations.

Ainsi, si vous êtes un homme et que vous avez commencé à perdre vos cheveux vers l'âge de vingt ans selon un schéma bien précis, il est vivement conseillé de faire surveiller votre prostate de façon régulière, car il est évident que la sécrétion de dihydro-testostérone (DHT) est impliquée dans le mécanisme de l'alopécie mais aussi dans la stimulation de la croissance du tissu prostatique pathologique. Et l'on sait combien il est important, en matière de cancer, d'une prise en charge précoce.

Ce livre est destiné à vous aider à réguler votre taux de DHT et ainsi agir de manière efficace dans la lutte contre la chute de cheveux, mais cette action, vous l'aurez compris, ne pourra être que bénéfique à bien d'autres niveaux.

DHT, cholestérol et risques cardiovasculaires

Des découvertes récentes ont permis de démontrer qu'un excès de cholestérol peut avoir une relation avec les pertes de cheveux androgénétiques. Si l'explication en reste incertaine, un fait est cependant vérifié : le mauvais cholestérol peut représenter un facteur aggravant de chute, chez les personnes déjà génétique-ment prédisposées à la perte des cheveux. Allant plus loin, les constatations amènent à cette conclusion : la perte des cheveux de type androgénétique est fortement associée à l'hypercholestérolémie, tant chez les sujets femmes qu'homme.

Des observations cliniques ont mis à jour le constat suivant : les hommes qui présentent un risque d'accident cardio-vasculaire, souffrent souvent, aussi, d'une alopécie androgéné-tique. En d'autres termes, plus les hommes ont tendance à perdre leurs cheveux, plus ils courent le risque de rencontrer un jour un problème cardio-vasculaire.

Deux hypothèses s'opposent, mais toutes deux mettent la DHT en jeu :

- Le cholestérol, qui prépare la production des hormones stéroïdes et donc des androgènes, augmenterait la pro-duction de DHT qui, on l'a vu, est en cause dans la chute des cheveux chez les sujets prédisposés.

- La DHT, au contraire, serait à l'origine de l'augmentation du cholestérol et de la pression artérielle.

Toujours est-il qu'au niveau du cuir chevelu, lorsqu'il y a alopécie androgénétique, sa concomitance avec un taux élevé de mauvais cholestérol (LDL) ne favorise pas le renouvellement des cheveux... Ni donc l'amélioration de la situation. L'explication est simple, au fond : puisque le LDL, peut provoquer l'obstruction des artères coronariennes, il peut aussi boucher les vaisseaux sanguins qui alimentent le follicule pileux, ou racine du cheveu, avec les conséquences que l'on a vu précédemment.

Si votre taux de cholestérol est trop élevé et que vous perdez vos cheveux, plusieurs mesures sont à prendre en vue de stabiliser votre chute, à commencer par consulter votre médecin et réaliser un bilan sanguin. Pour ce qui est des mesures proposées ci-après, notamment le régime alimentaire, il vous aidera de manière simple et efficace, en douceur, à résoudre dans une certaine mesure, le problème du cholestérol.

Quoiqu'il arrive, ne cédez pas à la génétique !

Puisque vous avez bien suivi tout ce qui a été expliqué ici, vous aurez compris que votre hérédité génétique ne vous condamne pas automatiquement à perdre vos cheveux. Non. Cette hérédité implique uniquement la possibilité d'avoir un surplus de 5AR responsable de la production de DHT, et d'un manque des enzymes anti-androgènes pour la contrecarrer. Et, là encore, comme il a été mentionné précédemment, l'éventualité que vos gènes alopéciques se manifestent dépend de plusieurs facteurs, dont l'un des principaux est l'influence hormonale.

En clair, tout ce qui peut compromettre votre santé provoquera un dérèglement d'enzymes et d'hormones dans votre corps. Les mauvais choix alimentaires, un mode de vie inactif, ou au contraire très stressant, le mauvais soin du cuir chevelu, sont autant de facteurs pouvant favoriser un déséquilibre hormonal et déclencher le processus de perte de cheveux.

Ouf ! Vous n'êtes donc pas condamné à perdre vos cheveux à cause de votre prédisposition génétique. Car vous pouvez la vaincre en apprenant à rééquilibrer vos hormones et en apprenant à être attentif à soi, son environnement et sa santé. Cela peut, en effet, ressembler à un grand défi, mais je suis certain que vous allez le relever sans grandes difficultés. Ce livre est là pour vous guider, vous accompagner dans les différentes étapes qui vous permettront de retrouver, enfin, vos cheveux.

La suite de l'ouvrage comprend une grande quantité d'informations et d'instructions, mais n'essayez pas de tout faire à la fois. Prenez le temps d'incorporer les changements nécessaires dans votre vie. Paris ne s'est pas fait en un jour, comme le cheveu ne pousse pas rapidement, il est donc important de progresser doucement, sûrement, et de se montrer patient. C'est aussi un gage de réussite.

Deuxième Partie

Traiter La Calvitie Extèrieurement

INTRODUCTION

V otre cuir chevelu permet de donner une allure saine à votre chevelure moyennant l'apport constant de sébum. Cette sécrétion nécessite d'être lavée, mais aussi répartie sur les cheveux. À défaut, l'accumulation qui s'en suivra occasionnera un bouchon, un blocage en quelque sorte, des pores au niveau de la peau du crâne. Cet excès, combiné aux différentes substances extérieures, parfois nocives, va aboutir à une saturation du follicule pileux, amplifiant le problème de la chute de cheveux.

Dans cette partie, vous allez apprendre à prendre en main votre cuir chevelu, de manière méthodique, pour démarrer sur de bonnes bases. Certaines solutions vous apporteront des résultats quasi immédiats, en matière de vitalité, d'autres auront des résultats visibles sur du long terme.

Du gommage en passant par les shampoings à utiliser, et par-delà, c'est toute la partie du traitement extérieur du crâne et du cuir chevelu dont il va être question. Le dernier chapitre sera consacré à la réalisation du traitement de fond, grâce à une combinaison de deux techniques.

Il vous faudra faire preuve d'application et de sérieux, mais... Rien de terrible, si l'on considère les difficultés que vous rencontrez au quotidien face à la perte de cheveux.

Chapitre I

Exfoliation et soin capillaire : deux étapes incontournables

Bien que l'on y prenne garde, que l'on utilise des produits respectueux, notre cuir chevelu accumule des produits chimiques petit à petit depuis de nombreuses années. Qu'il s'agisse de pommades, de shampoings, de gels fixatifs, de crèmes nourrissantes, chaque élément a un impact pour notre peau, ainsi que les cellules capillaires.

Voyons ici comment débarrasser, par des gestes simples, le cuir chevelu de tout ce qui l'étouffe, et empêche le bon développement des cheveux.

À ce sujet, le brossage a son importance, et évidement, pas n'importe comment, ni avec n'importe quoi. Le brossage oui, mais pas seulement. Nous aborderons aussi la question du peeling, c'est-à-dire le gommage de la peau afin de la purifier.

Étape 1 : le brossage

Brosser les cheveux est très bon et a des effets positifs sur le cuir chevelu. En effet, le brossage des cheveux contribue à stimuler la microcirculation vers les follicules pileux et à détacher la peau morte et le sébum accumulés sur les pores. Mais cela ne se fait pas avec n'importe quel outil, surtout si nos cheveux sont déjà fragilisés. Il faut donc veiller à utiliser une brosse appropriée pour pouvoir retirer le plus de bénéfice de ce geste.

La brosse en poils de sanglier

L'un des outils les plus efficaces pour prendre soin du cuir chevelu est une brosse en poils de sanglier. Bien que ces brosses soient globalement plus coûteuses que les autres, elles permettent un traitement tout en profondeur tant au niveau de 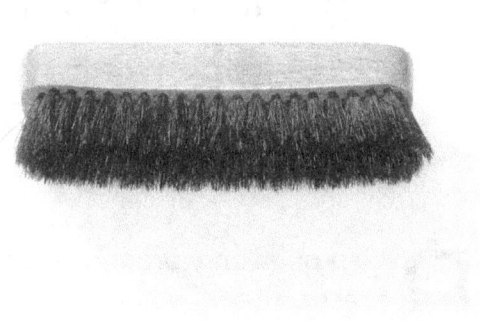 l'évacuation du sébum, qu'au niveau de des impuretés présentes sur le cuir chevelu. Les brosses en poils de sanglier sont plus résistantes, et s'usent moins rpidement que les autres types de brosses. Il semble que cela vaille la peine de privilégier la qualité sur le prix, non ? En tous les cas, si vous avez décidé, comme je le pense, d'agir pour votre chevelure, vous aurez compris que l'investissement en vaut la peine.

Concernant l'entretien de votre brosse en poils de sanglier, il faut savoir que ce matériau est biologique et plutôt poreux. Aussi, évitez de la conserver dans la salle de bains ou dans des pièces très humides. Lavez la fréquemment afin d'éviter la prolifération des bactéries.

Comment l'utiliser pour quel résultat ?

Vous allez commencer par brosser votre cuir chevelu pendant une ou deux minutes, tout en appuyant fermement sur la brosse afin de gratter la peau du cuir chevelu. Attention, il ne s'agit pas de vous arracher la peau ! Le brossage ne doit en aucun cas être douloureux. Vos cheveux doivent être secs lorsque vous effectuez ce geste. Répéter l'exercice 2 à 3 fois par jours, répartis régulièrement au cours de la journée.

Si vos cheveux sont fragiles, vous pouvez apposer sur vos cheveux – et pas sur le cuir chevelu – un peu d'huile de noix de coco. Cela permettra d'éviter les pointes fourchues.

Cet exercice aidera à exfolier le cuir chevelu et à répartir le sébum sur l'ensemble de vos cheveux, là où il devrait être, au lieu de seulement boucher certains pores.

Ce simple geste aura pour conséquences que vos cheveux vont avoir meilleure mine, être brillants, commencer à être souples et plus résistants.

Étape 2 : le gommage

La deuxième étape de l'exfoliation capillaire consiste à faire un gommage. Bien que cette procédure ne soit pas la plus essentielle pour ceux qui ont le cuir chevelu dégagé, il est toutefois vivement conseillé de passer par cette étape. Vous partez sur des bases saines, et vous vous assurez que les soins capillaires suivants seront plus efficaces.

Un Peeling du cuir chevelu : pourquoi faire ?

Ce gommage a pour but d'éliminer une couche plus ou moins fine de la peau du crâne afin de se débarrasser des petites peaux mortes et de nettoyer les pores obstrués. Ce geste va par ailleurs permettre d'évacuer tous les résidus cosmétiques. Il va aussi tuer les acariens et les champignons susceptibles d'être présents dans votre cuir chevelu.

En plus de purifier le cuir chevelu, le gommage permettra aussi d'activer la microcirculation essentielle, d'augmenter la production des cellules et d'éliminer la DHT encrée dans la surface de la peau. Après avoir réalisé cette étape, vous allez certainement sentir que votre cuir chevelu est plus vivant, plus sain.

Important : Avant de poursuivre ici, il y'a une recommandation importante : **Si vous avez un cuir chevelu enflammé ou très floconneux n'utilisez pas l'acide salicylique.** Il conviendra dans un premier temps de soigner cette affection par un traitement au vinaigre de cidre de paume et/ou un shampooing kétoconazole. Une fois ce problème résolu, vous serez libre de réaliser le gommage ci après expliqué.

Quel produit de gommage utiliser ?

Pour effectuer ce peeling on va appliquer un acide doux et naturel, appelé acide salicylique. Pour information, cet acide est naturellement synthétisé par certains végétaux comme la reine-des-prés ou le saule. Les peelings à l'acide salicylique sont couramment utilisés dans les soins de visages pour régénérer la peau tout en diminuant, voir en supprimant les défauts et les irrégularités. Il s'agit d'effectuer ici la même opération que pour le visage.

Appliquer un acide sur votre cuir chevelu peut vous sembler effrayant, mais c'est tout à fait sans risque et fera beaucoup de bien à vos cheveux. Toutefois, ne vous écartez jamais des instructions de sécurité d'utilisation de ce produit. Sachez, en outre, que si vous ne souhaitez pas réaliser le peeling à l'acide salicylique pour une raison ou une autre, qu'il y a d'autres méthodes d'exfoliation capillaire approfondie, notamment le gommage au sel. Cela étant, le gommage à l'acide salicylique est le plus recommandé car considéré comme le plus efficace.

Le peeling à l'acide salicylique est très doux. Ainsi, vous ne devriez pas remarquer une desquamation importante et cela ne devrait pas être douloureux. Si vous ne voulez pas faire l'exfoliation vous-même, il existe des salons de coiffure qui le feront pour vous.

Avant de démarrer, il vous faudra avoir de l'huile de noix de coco, et vous procurer de l'acide salicylique. C'est un produit courant que l'on trouve très facilement en parapharmacie. Pour commencer, choisissez un produit avec une concentration de 10 % d'acide salicylique.

Comment procéder ?

Comme toute chose, il faut être méthodique. Voici les différentes étapes clefs pour un gommage réussi et efficace.

- **Tester l'acide** : Avant de faire le peeling, il convient d'essayer l'acide salicylique sur votre peau pour mesurer sa sensibilité. À défaut d'indication précise sur le produit, la meilleure façon de tester est d'appliquer une petite quantité sur une partie visible de votre cuir chevelu. Si en moins d'une minute, vous ressentez des picotements, cela signifiera que vous avez probablement une peau sensible. Dans ce cas, et s'il s'agit de votre premier peeling, vous n'aurez qu'à laisser l'acide sur votre cuir chevelu, pendant environ une minute, afin de dégager les pores et de briser les couches supérieures de la peau.

Remarque : Certaines personnes commencent à sentir les piqûres d'acide après quelques secondes. D'autres personnes peuvent laisser l'acide sur la peau pendant trente minutes, voire plus longtemps sans jamais ressentir le moindre picotement. Quant à vous, lors de votre premier peeling, vous ne devrez pas laisser l'acide sur votre cuir chevelu pendant plus de dix minutes.

- **Protéger les cheveux :** L'huile de noix de coco va permettre de protéger les cheveux de l'effet de séchage qui peut être provoqué par l'alcool présent dans la solution de peeling. Au moins une demi-heure avant de commencer, il est important d'appliquer un petit peu de l'huile de noix de coco sur les bases de vos cheveux, tout en évitant de l'appliquer sur le cuir chevelu, au risque qu'elle n'agisse comme une barrière entre l'acide et la peau.

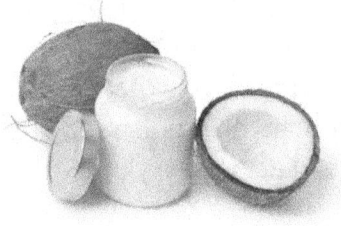

- **Appliquer l'acide :** La meilleure façon d'appliquer l'acide salicylique sur le cuir chevelu est de le faire avec une pipette. Mettez le bout de la pipette en contact avec le cuir chevelu et pressez doucement de sorte qu'une toute petite gouttelette en ressorte. Répétez ce processus jusqu'à ce que vous ayez environ 50 petites gouttes d'acide réparties sur le haut de votre cuir chevelu, tout en évitant d'en mettre sur les cheveux, puis frotter avec les doigts pour repartir l'acide.

> **Remarque** : L'acide ne va pas nuire à vos mains, mais lavez-les tout de même juste après avoir fini le frottement. Les cheveux vont aussi être, inévitablement, touchés par l'acide mais ne vous inquiétez pas, avec cette concentration, ils ne seront pas endommagés non plus.

- **Laisser poser** : Il est conseillé de laisser agir l'acide sur le cuir chevelu pendant environ 10 minutes. La sensation de picotement devrait être perceptible mais pas pénible. Si l'acide commence à piquer d'une manière insupportable avant 10 minutes lavez le immédiatement.

- **Rincer l'acide** : Vous allez laver abondamment avec de l'eau et du shampoing en frottant doucement avec les doigts.

Important : Pendant les deux jours qui suivent le peeling éviter l'utilisation de la brosse en poils de sanglier et les produits chimiques. Vous pouvez toujours vous laver les cheveux comme vous le faites habituellement.

Observer les résultats du peeling

Idéalement, vous devriez voir la peau du cuir chevelu peler. Cela dit, parfois, la desquamation n'est pas perceptible. L'objectif du peeling est d'exfolier la peau et de nettoyer les pores. En observant la peau de votre crâne les jours qui suivent le peeling, vous devriez remarquer qu'elle devient plus nette et plus fraîche.

Si vous ne remarquez pas un changement au bout d'une semaine, il sera peut-être nécessaire de faire un autre peeling. Si vous pensez que l'effet de l'acide est trop faible sur votre peau, vous pouvez utiliser une concentration plus élevée et/ou le laisser agir plus longtemps. Dans tous les cas, à chaque fois que vous ressentez que l'acide pique votre peau de manière insupportable, lavez le immédiatement et abondamment avec de l'eau et du shampoing.

Quoi qu'il en soit, et de toute façon, c'est une bonne idée de faire un ou deux peelings au cours d'un mois : cela permet de laisser votre cuir chevelu toujours propre et frais. J'aimerais toutefois attirer votre attention sur un point. La peau est fragile, quel que soit l'endroit. Il faut en prendre soin et prendre garde à ne pas l'agresser. C'est pour cela qu'il est important de prévoir au moins 10 jours entre les peelings.

Une fois que le peeling est terminé, vos pores doivent êtres débouchés, et votre cuir chevelu est dans un état propre et frais, prêt pour la repousse des cheveux.

<u>Gommage au sel</u>

Comme évoqué plus haut, vous avez la possibilité de réaliser le peeling grâce au sel plutôt qu'à l'acide salicylique. Si vous choisissez cette option, utilisez un sel non raffiné tel que le sel marin ou le sel himalayen car le sel de table peut contenir des additifs.

Dans un petit bol, mélangez 2-3 cuillères à soupe de sel avec de l'eau dans un rapport de 1 à 1 (le sel ne devrait pas être dissous dans l'eau) puis ajouter une cuillère à café d'huile d'olive.

Mouillez vos cheveux sans les laver et commencez à masser le mélange doucement mais fermement sur le cuir chevelu tout en essayant d'éviter le reste des cheveux. Laissez le mélange agir 10 minutes. Puis, rincez à l'eau tiède et laver avec du shampoing.

Chapitre II

LES SOINS CAPILLAIRES AU QUOTIDIEN

A près avoir retrouvé la fraîcheur de votre cuir chevelu suite au gommage, nous allons maintenant voir, et peut-être même pour certain apprendre, comment l'entretenir et préserver sa santé, au quotidien.

Vous rappelez-vous que le sébum a un rôle important pour garder la peau et les cheveux hydratés et protégés des agents externes ? Les glandes sébacées ont besoin d'aide et d'entretien pour produire juste la quantité nécessaire de sébum : ni trop ni trop peu. L'objectif ici est de vous aider à arriver à équilibrer la production du sébum grâce aux soins capillaires.

Choisir le bon shampoing

C'est une mesure important qui pourrait être à la base de la santé et de la vitalité de vos cheveux pour éviter qu'ils ne se fragilisent et tombent. Un bon shampoing, c'est un produit qui va nettoyer votre peau, sans altérer son PH - ce qui aurait pour conséquences, dans le cas contraire, d'amoindrir la quantité de sébum nécessaire.

Les études sont incontournables et impressionnantes : la plupart des shampoings vendus aujourd'hui contiennent des produits chimiques toxiques considérés comme perturbateurs endocriniens, allergisants, irritants, voire même cancérigènes. D'autre part, ces produits contiennent des agents nettoyants trop agressifs qui irritent le cuir chevelu, les follicules pileux et les glands sébacés. Il va sans dire que l'utilisation quotidienne de ces shampoings est loin de donner santé à votre chevelure.

Voici, au rang des plus néfastes, quelques composants les plus communément utilisés dans les shampooings et qu'il faut éviter :

- **Le Sodium Lauryl Sulfate :** simplement appelé sulfate ou SLS, cet infâme agent moussant (également utilisé pour nettoyer les moteurs de voiture) fragilise le cuir chevelu, en le dépouillant de tous les minéraux essentiels tels que le zinc et la biotine sans parler du fait qu'il est connu pour être potentiellement cancérigène. D'autres agents moussants plus ou moins identiques sont l'Ammonium Laureth sulfate et Sodium Laureth Sulfate.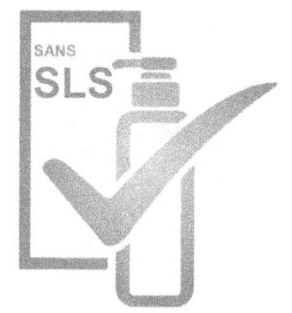

- **Les parabènes :** c'est des agents de conservation ajouté aux shampoings pour empêcher la croissance des bactéries, et pour en prolonger la durée de conservation. Cependant, les parabènes ont été associés à des taux d'œstrogène élevés dans le corps, ce qui peut contribuer à développer un désordre hormonal.

- **Les Phthalates :** ce sont des produits chimiques utilisés pour obtenir des fragrances et ajoutés pour créer l'odeur voulue. Ces substances plastifiantes sont aussi susceptibles d'être liées à des problèmes hormonaux et de fonctionnement des organes.

- **La DEA (diethanolamine), la MEA (momoethanolamine) et la TEA (triethanolamine):** peuvent être également provocateurs de problèmes hormonaux.

Mais alors… Que choisir ? Et surtout, comment faire pour ne pas passer des heures à scruter les étiquettes pour décortiquer les composants. Déjà vous devez savoir que pour vous laver les cheveux, et dans la mesure où vous le faites régulièrement, choisissez un shampoing doux, qui ne contient pas ces produits chimiques et qui a un PH neutre. Puisque notre peau réagit mieux aux produits naturels, un shampoing biologique est un choix nettement préférable.

Ceux qui utilisent déjà des produits biologiques le savent, la mousse est souvent légère, ce qui ne veut pas dire qu'ils ne nettoient pas bien les cheveux. Bien au contraire : vous vous rendrez compte que vos cheveux seront propres sans aucun compromis pour leur santé.

Remarque : Garder à l'esprit que les mentions "naturel" et "à base de produits naturels" ne sont pas synonymes de biologique, car leur ingrédient sont souvent chauffés et modifié de leur état naturel. En outre, rares sont les produits libres de tout produit chimique nocif, et il arrive même que dans les produits dits « Bio », on retrouve des substances douteuses.

Les alternatives aux shampoings:

Si vous cherchez une solution saine et moins dispendieuse que les produits bio, vous avez toujours la possibilité de concocter votre propre shampoing. Il existe de nombreuses recettes que l'on trouve très facilement sur la toile. Principalement, l'agent le plus communément utilisé est le bicarbonate de soude.

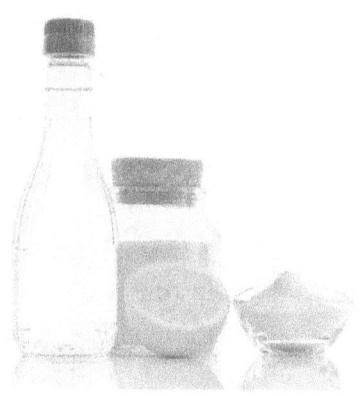

Le bicarbonate de soude est un exfoliant naturel, très peu cher et facile à trouver qui permet de bien nettoyer la chevelure sans la déposséder de ses huiles essentielles. En voici une petite recette toute simple pour vos cheveux :

- Mélanger une cuillère à soupe de bicarbonate de soude dans un verre d'eau. Remuez et mettez le tout dans une bouteille vide de shampoing – ou tout autre contenant adéquat.
- Agitez bien et appliquer sur le cuir chevelu pendant une à trois minutes,
- Rincez bien avec de l'eau.

Comme toute solution naturelle et fait maison, il est tout à fait possible d'ajuster les proportions et de faire varier le temps d'application selon votre type de cheveux. Ainsi, si vous avez les cheveux plutôt secs, diminuez la quantité du bicarbonate de soude et le temps de l'application. Si vous avez les cheveux plutôt gras, mettez plus de bicarbonate de soude et laissez-le reposer plus longtemps sur les cheveux. Vous pouvez ajouter des ingrédients de votre choix à ce produit, tel que le savon de Marseille, le jus de citron ou les huiles essentiels pour le fortifier.

Dans les premiers temps d'utilisation de ce produit à base de bicarbonate, vos cheveux peuvent s'assécher, mais il est notable que la production de sébum revient au niveau normal en une ou deux semaines, le temps que le cuir chevelu a besoin pour s'habituer.

Oui, mais et l'après-shampoing ? Le vinaigre de cidre est un excellent produit naturel à utiliser en complément de votre préparation. Ce vinaigre donnera une brillance à vos cheveux et sera très bénéfique à votre cuir chevelu.

Maximiser l'effet de votre shampoing

Pour profiter pleinement de l'usage quotidien de votre shampoing, ce dernier devrait contenir des ingrédients antiseptiques et inhibiteurs de l'enzyme 5 Alpha Réductase. Certains antiseptiques, comme l'huile de l'arbre de thé, aident à guérir les follicules gonflés du fait de l'attaque de la DHT. Les inhibiteurs de la 5AR diminuent la présence de cet enzyme et, par conséquent, réduisent la production de la DHT. Le palmier nain, le thé vert, l'ortie sont quelques exemples d'herbes connues pour être des inhibiteurs naturels de la 5AR.

À mesure que l'on avancera ensemble dans cet ouvrage, vous en apprendrez d'avantage sur les inhibiteurs de la 5AR. Lutter contre la surproduction de la DHT est à la fois un processus interne et externe. Donc, en plus de consommer ces inhibiteurs naturels, il est également important de les utiliser par voie topique, c'est-à-dire en usage localisé, pour en renforcer le traitement.

Une autre alternative, et à mon sens bien meilleur, consiste à ajouter ces ingrédients directement à votre shampoing. Vous pouvez ainsi être sûr qu'ils ne sont pas chauffés ou raffinés, ce qui est parfois le cas quand ils sont déjà inclus dans les shampoings.

Comment lavez ses cheveux

Voila une bonne question, surtout si l'on considère que vous êtes ici pour prendre soin de vous. Rien ne sert d'avoir de bons produits, si l'on n'effectue pas correctement le lavage. Voici quelques conseils que je vous livre, pour prendre soin de votre cuir chevelu :

- Préférez l'eau tiède ou chaude à l'eau froide pour le lavage: la chaleur permet de dilater la peau et d'ouvrir les pores. Ainsi, les substances du shampoing peuvent pénétrer plus profondément aux follicules, et à la racine où ils prendront effets.

- Frottez un peu de shampoing dans la paume des mains avant de l'enduire uniformément sur les cheveux. Après avoir produit une mousse, utilisez le bout de vos doigts pour frotter légèrement le cuir chevelu.

- Penser à profiter de ce moment pour réaliser un petit massage. Ce faisant, non seulement vous allez stimuler la microcirculation dans le cuir chevelu, mais vous augmenterez aussi l'efficacité des ingrédients. Commencez le massage en utilisant les bouts des doigts. Gardez une pression ferme et constante pendant une à deux minutes jusqu'à ce que vous ayez bien massé l'ensemble du cuir chevelu. N'hésitez pas à faire le massage plus longtemps : d'une manière générale, cela soulage le cuir chevelu et permet de réduire le stress. Et puis, quoi de plus agréable pour bien commencer sa journée ?

- Après avoir bien lavé vos cheveux, rincez bien le cuir chevelu avec de l'eau fraîche : finir avec l'eau fraîche permettra de resserrer les pores pour garder les nutriments enfermés au sein du follicule et réduire la menace des invasions bactériennes. Certes, l'eau chaude rince plus efficacement que l'eau tiède et enlève plus de sébum. Essayez toutefois de faire votre rinçage à l'eau fraîche le plus souvent possible, et d'utiliser l'eau chaude moins souvent, deux fois par semaines, par exemple.

S'il vous plaît, écoutez-moi et faites-moi confiance : ne vous inquiétez pas des cheveux qui tombent lorsque vous vous lavez la tête. Ce n'est pas le lavage qui cause leur chute, il s'agit plutôt des cheveux en phase télogène qui allaient tomber de toute façon. En clair, pas la peine d'éviter de se laver les cheveux pour empêcher leur chute. D'autre part, il s'agit je vous le rappelle, de prendre soin de votre cuir chevelu.

En suivant les instructions consignées dans les prochains chapitres, on va ensemble avancer pour corriger la cause sous-jacente de votre alopécie. Et vous remarquerez sans doute que vos cheveux tomberont de moins en moins et que leur qualité s'améliorera de plus en plus.

Vous me suivez toujours ? Passons maintenant à un traitement plus avancé. Ici, on va réactiver les follicules dormants en leur fournissant une abondance de substances nutritives et en incitant le corps à accroître la production cellulaire, la microcirculation et l'allocation des nutriments dans le cuir chevelu

Chapitre III

RÉACTIVATION DES FOLLICULES DORMANTS

D ans ce chapitre il va être question d'apprendre comment fabriquer votre propre tonique capillaire qui aura un effet direct et remarquable sur la repousse des cheveux. Agissant en synergie dans le cuir chevelu, les ingrédients de ce tonique interviendront pour renverser les dommages causés par la DHT, pour nourrir les follicules pileux et protéger le cuir chevelu.

En parallèle de l'application de ce tonique, c'est une technique spéciale que vous allez découvrir pour solliciter la circulation sanguine vers le cuir chevelu, augmentant les apports nutritifs au niveau des follicules. Cet effet combiné aura pour résultat principal la réactivation des follicules dormants accroissant ainsi la densité de votre chevelure. Pour ce faire, on a besoin d'utiliser un outil spécial appelé « Dermaroller »

Le Dermaroller

Un Dermaroller est un appareil muni d'un petit rouleau à pâtisserie, couvert de très fines aiguilles de métal. Il est conçu pour aider la réparation cutanée et est souvent utilisé pour effacer les vergetures et les cicatrices laissées par une chirurgie ou l'acné. Son action, prouvée scientifiquement, permet le déclenchement de nouvelles fibres de collagène, stimule la revascularisation et la pousse des cheveux, par une procédure de microperforation.

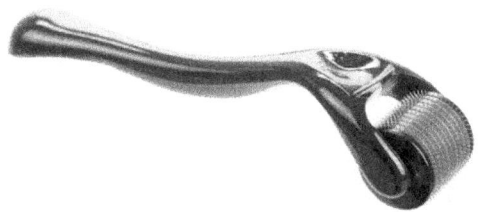

Comment ça marche ? Le Dermaroller fait des trous infimes dans la peau sans l'endommager. Les trous se referment naturellement en une ou deux heures. Dès lors que l'on respecte les conditions d'hygiène – désinfection de l'appareil après chaque usage avec eau bouillante et spray antibactérien - les infections sont très improbables.

N'ayez crainte ! Cela paraît un peu effrayant, mais cette technique n'est ni barbare, ni dangereuse ! Le Dermaroller est considéré comme un outil anti-âge excellent pour la peau, et on le recommande vivement pour le visage.

S'agissant de notre lutte antichute de cheveux, et plus précisément du traitement envisagé, nous allons appliquer ce principe de microperforation pour stimuler la microcirculation et l'augmentation du renouvellement cellulaire. Ce qui aura pour conséquence de favoriser l'absorption cutanée au niveau du cuir chevelu.

Choix et utilisation du Dermaroller

Dans un premier temps, vous allez devoir vous procurer votre propre Dermaroller, ou d'un dispositif équivalent. Les tarifs sont tout à fait accessibles et l'on trouve aussi en vente en ligne. Il est toutefois préférable d'en prendre un neuf. L'appareil, bien entretenu, durera longtemps et sera bien plus utile et rentable que d'autres produits, soi-disant, de repousse de cheveux.

Il en existe plusieurs modèles, notamment concernant la longueur d'aiguilles. Pour favoriser la repousse des cheveux, les aiguilles de votre Dermaroller doivent être comprises entre 0.5 et 1.5 millimètres. Une longueur moins importante ne donne pas de bons résultats, ni même si elle est supérieure à 1,5 mm. Dans la mesure où l'on vise à pratiquer la microperforation quotidienne, une longueur d'aiguille de 0,5 mm sera convenable pour cette fréquence. Cependant, dans un premier temps, à tout le moins les quinze premiers jours, il sera conseillé et préférable d'utiliser le Dermaroller un jour sur deux.

Vous me suivez toujours ? N'est-ce pas ? Aller, voyons un peu comment on va utiliser ce fameux outil. Tout d'abord, avant l'utilisation de l'appareil, assurez-vous que vos cheveux sont propres et secs. Préférez réaliser l'opération le soir, avant d'aller vous coucher, car le sommeil est réparateur. On y va ?

- Faites rouler l'appareil à plusieurs reprises sur tout le dessus du crâne
- Concentrer votre application sur les zones de calvitie les plus atteintes. Pour en tirer tous les bénéfices, vous devriez appuyer fermement sur le Dermaroller et essayer de perforer la couche supérieure de la peau <u>sans</u> la faire saigner.

Rassurez-vous, le processus est quasi indolore, sans saignement et les piqûres ne seront pas visibles même en y regardant de près. Cela dit, de temps en temps il pourra vous arriver de perforer un peu trop profondément la peau, entraînant l'apparition d'une tache minuscule de sang. Rien de grave cependant, c'est rare que cela arrive et ça va cicatriser très rapidement.

Après cette microperforation, le corps va naturellement être sollicité et amorcer une réaction de guérison en envoyant du sang vers la surface du cuir chevelu. Tous les nutriments provenant de l'alimentation et des compléments – nous y reviendrons – vont être plus efficacement livrés là où ils sont nécessaires et efficaces.

Votre cuir chevelu est maintenant optimisé aussi pour réceptionner au mieux les ingrédients actifs du tonique capillaire que nous allons élaborer ensemble.

Tonique de repousse de cheveux

Il s'agit ici de réaliser votre propre tonique, l'un des plus efficaces qui soit. Il va vous falloir quelques ingrédients, dont voici la liste.

- De l'huile d'émeu.
- De l'huile de bourrache
- Des compléments de polyphénols de pomme
- De l'huile de palmier nain
- De l'huile d'arbre de thé
- De l'huile de magnésium

La façon la plus simple de trouver ces produits est de les chercher en ligne. Il est conseillé de fabriquer un mélange dans une petite bouteille pour garder le tonique au frais. Vous n'allez appliquer qu'une très petite quantité de l'onguent à chaque usage, donc chaque mélange devrait durer au moins 2 mois.

> À noter : Vous n'aurez pas besoin d'acheter ces produits tous à la fois. Concoctez le tonique le plus tôt possible en commençant par les ingrédients que vous avez en main et rajoutez le reste au fur et à mesure

Détails des ingrédients du tonique capillaire

L'huile d'émeu

L'huile d'émeu est un produit animal dérivé d'un grand oiseau coureur commun en Australie. L'huile d'émeu est un traitement topique remarquable contre la perte de cheveux pour plusieurs raisons:

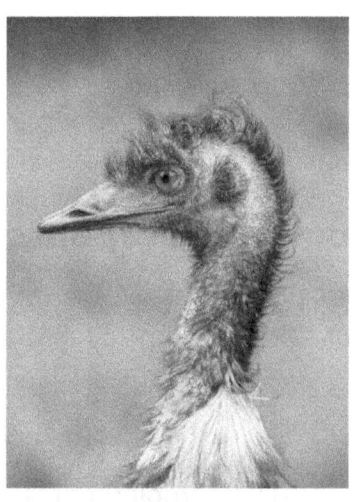

- Il pénètre la peau aisément car il ne contient pas de phosphore (une substance dont la peau ne permet pas l'absorption). Connu pour être une huile support, l'huile d'émeu nous permettra de le combiner efficacement avec d'autres ingrédients pour les faire pénétrer profondément dans la peau.

- L'huile d'émeu est bactériostatique dans son état pur, c'est-à-dire que les bactéries n'y prolifèrent pas.

- L'huile d'émeu à aussi été démontrée comme étant un inhibiteur de la DHT quand elle est utilisée par voie topique.

- L'huile d'émeu est une source riche en vitamines et en protéines

- Enfin, l'huile d'émeu s'est révélée avoir des propriétés anti-inflammatoires pouvant aider à guérir l'inflammation des follicules.

Une étude faite à l'université de Boston a révélé que l'huile d'émeu a pu réveiller 80 % des follicules dormants. Une autre étude anglaise, faite sur des hommes atteints d'alopécie andro-génétique, a montré une repousse de cheveux de 48.4 % après une application topique de l'huile d'émeu une fois par jour pendant 6 mois. Elle est généralement plus efficace pour stimuler la repousse frontale que les autres traitements de lutte contre la perte de cheveux tels que le Minoxidil et le Finasteride.

L'huile d'émeu est un produit animal. Si vous ne souhaitez pas l'utiliser remplacez-la par une double quantité d'huile de bourrache. (Voir ci-dessous).

L'huile de bourrache

L'huile de bourrache contient la concentration la plus élevée d'acide gamma linoléique (AGL) de toutes les plantes. L'AGL a prouvé sa capacité à inhiber la 5-alpha réductase (5AR) et à convertir la testostérone en DHT. Comme l'huile d'émeu, L'huile de bourrache est aussi couramment utilisée comme une huile support, ce qui en fait le remplaçant idéal de l'huile d'émeu si vous ne voulez pas utiliser un produit animal.

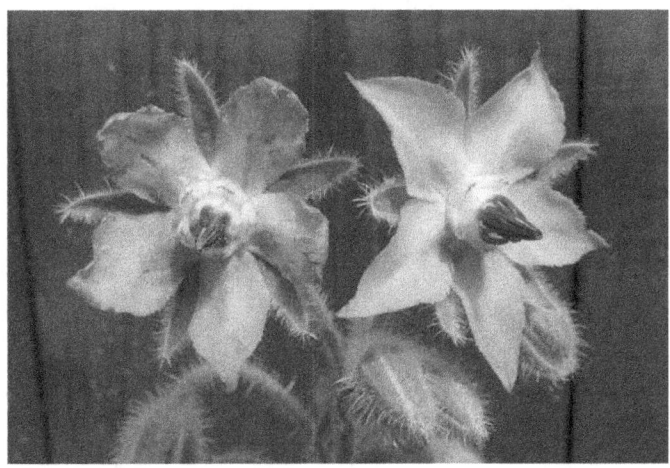

L'huile de bourrache peut aussi réduire l'inflammation des follicules, ce qui améliore le flux sanguin.

Privilégiez une version d'huile de bourrache biologique pressée à froid. Bien que ça puisse coûter plus cher, les études indiquent que l'huile de graines biologiques est plus efficace. Sans compter qu'une petite bouteille durera plus d'une année, puisque vous n'allez utiliser que de petites quantités de l'onguent.

Le Polyphénols de pomme

Les polyphénols sont des puissants antioxydants naturels, présents dans les pommes, raisins et d'autres aliments. Lorsqu'ils sont pris par voie orale, ils offrent des avantages énormes pour la santé, tels que l'augmentation du métabolisme des graisses, la réduction du taux de cholestérol, la protection du colon et d'autres organes contre les radicaux libres, et même la limitation de la croissance du cancer.

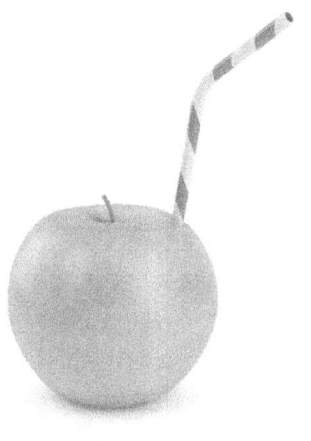

Quelques études démontrent que lorsque les polyphénols de pomme sont utilisés par voie topique, ils ont des effets similaires à ceux du Minoxidil sans cependant en apporter les effets indésirables. En fait, une étude japonaise indique que dans un test en double aveugle, les polyphénols de pomme étaient deux fois plus efficaces que le Minoxidil pour favoriser la repousse des cheveux.

Remarque : Si vous ne connaissez pas le Minoxidil, c'est le traitement antichute de cheveux le plus populaire au monde qui agit en augmentant la circulation sanguine dans le cuir chevelu.

Le problème avec le Minoxidil et avec la plupart des traitements to-piques de la calvitie c'est que les ingrédients ne pénètrent pas la peau assez profondément pour avoir des effets suffisamment remarquables sur la repousse des cheveux.

En revanche, après l'exfoliation de la peau, l'utilisation du Dermaroller et la combinaison d'une huile support tel que l'huile d'émeu ou l'huile bourrache, on peut délivrer les ingrédients actifs dans les polyphénols de pomme en profondeur dans la peau pour avoir des effets uniques.

Les compléments de polyphénols de pomme sont assez bon marché et peuvent être achetés en ligne. Choisissez le complé-ment le plus concentré que vous pouvez trouver.

L'huile de palmier nain
(ou saw palmetto)

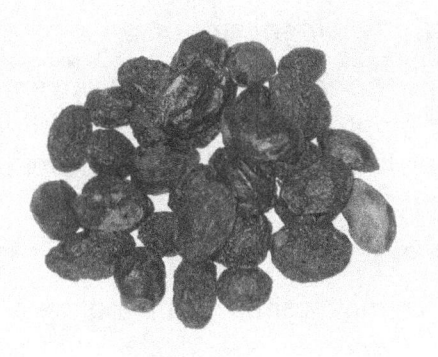

La première herbe à men-tionner lorsqu'il s'agit d'inhiber la production de la DHT est le palmier nain. Originaire du sud des Etats Unis, le saw palmetto, appelé aussi palmier nain ou palmier de Floride, est un palmier dont les propriétés médicinales ont été démontrées depuis plus d'un siècle. Ce petit palmier produit des fruits comestibles, mais dont le goût est peu appréciable. Les ex-traits de ces fruits, en revanche, que l'on trouve commercialisé dans les boutiques de produits naturels et certaines paraphar-macies, sont conditionnés en gélules le plus souvent. Cela le rend plus accessible.

La combinaison de l'huile d'émeu, l'huile de bourrache, et le palmier nain va former une protection puissante contre la DHT au niveau des follicules.

Si vous pouvez trouver de l'huile de palmier nain, ce sera la façon la plus facile de l'ajouter au tonique. Cependant, ce produit n'est pas forcément aisé à trouver. La meilleure alternative est de l'utiliser en forme de capsules molles, puisque celles-ci contiennent de l'huile qui va se mélanger facilement avec les autres substances du tonique.

Huile d'arbre de thé

L'huile d'arbre de thé est un antiseptique naturel très puissant. Elle neutralise les toxines et les micro-organismes qui peuvent être présents dans votre cuir chevelu. De plus, elle a des attributs astringents qui aideront à remédier à l'inflammation des follicules et à réduire la surproduction de sébum.

Huile de Magnésium

Vous avez appris dans la première partie sur les recherches qui ont montré qu'il y a une corrélation entre la calcification du cuir chevelu et la calvitie. Pour enlever le calcium du cuir chevelu et le déplacer là où il devrait être (les os et les dents), on va utiliser l'huile de magnésium.

Le magnésium est phénoménal dans la décalcification et sera donc votre arme principale contre les potentiels dépôts de calcium sur votre peau de crâne et d'autres tissus mous.

Il est important de choisir une bonne qualité d'huile de magnésium. Le magnésium peut être extrait des lacs ou de la mer, des sources qui sont souvent polluées par des métaux lourds. En cherchant des termes comme « huile de magnésium Zechstein» ou « magnésium préhistorique » vous allez trouver des produits purs qui sont extraits à des centaines de mètres sous la surface de la terre. Les substances à cette profondeur sont intactes depuis des millions d'années et exemptes de métaux lourds de notre vie moderne. Heureusement, ce produit n'est pas cher et devrait durer longtemps.

L'application topique de l'huile de magnésium donne une sensation de chaleur, ce qui indique qu'elle est en train d'être absorbée par les membranes de la peau et dans le système sanguin.

> **Remarque :** l'application immédiate du magnésium après la microperforation peut entraîner une sensation de picotement pour quelques minutes. Si vous ne pouvez pas la supporter, n'ajoutez pas l'huile de magnésium au tonique. Appliquez-le séparément après que les trous provoqués par les piqûres se sont refermés.

Préparation du tonique capillaire

Pour préparer 100 ml de tonique, mélanger toutes les huiles dans une petite bouteille à des ratios égaux, puis ajouter 10 capsules de Polyphénols de pomme et le contenu de 15 à 20 capsules molles de palmier nain (si vous n'avez pas trouvé l'huile de palmier nain).

Le poivre de Cayenne est un ingrédient supplémentaire que vous pouvez ajouter au tonique capillaire. La capsaïcine dans le poivre va stimuler davantage la circulation sanguine. Mais essayez le d'abord séparément et observez la réaction de votre peau à cette substance.

Maintenant, secouez bien la bouteille pendant environ 30 secondes et votre tonique capillaire est prêt à être utilisé.

Appliquer le tonique

Juste après chaque usage du Dermaroller, appliquez le tonique capillaire. Mettez en plusieurs gouttes directement sur le cuir chevelu (pas sur les cheveux) et massez-le de façon circulaire en vous servant de la pointe de vos doigts. Utilisez le tonique avec parcimonie, c'est inutile d'en mettre une grande quantité. Laissez-le vivifier votre peau durant toute la nuit, puis lavez-le le matin.

Essayer d'utiliser le Dermaroller, suivi par le tonique, chaque jour avant le coucher. Si vous poursuivez avec ce programme pendant six bons mois, vous n'allez pas le regretter. <u>Vous devez faire preuve de persévérance et de discipline pour voir des résultats satisfaisants.</u>

Avec cette méthode nous avons fait un énorme progrès face à la perte de cheveux et vers une nouvelle repousse. Néanmoins, beaucoup de choses sont encore à faire et à prendre en compte. Dans ce qui suit vous allez apprendre comment réduire la production de la DHT dans votre organisme afin de minimiser son effet sur vos cheveux. Vous êtes toujours là ? Parfait.

Troisième Partie

Rèduction De Dht
Dans L'organisme

INTRODUCTION

B ien que nous ayons déjà commencé à traiter les effets d'entraînement de la DHT, l'idéal serait d'éliminer les quantités nuisibles de l'hormone présentes dans l'organisme. Et, ainsi arrêter son attaque sur les follicules.

Dans cette partie de l'ouvrage, on va d'abord utiliser des inhibiteurs de la 5-alpha-réductase qui ont un effet direct sur la réduction de la production de la DHT. Puis, dans les chapitres suivants, on va découvrir les programmes qui permettront de rééquilibrer les hormones dans l'organisme.

Éliminer la menace due à un taux de DHT trop élevé ne se fait pas en un tour de main. Il s'agit d'un travail de longue haleine, qui va s'étaler sur plusieurs mois et de manière progressive. En outre, et je pense que vous l'avez compris, il faut agir sur plusieurs fronts à la fois pour pouvoir combattre la perte de cheveux.

Pour des résultats optimaux, Je vous propose ici un plan d'attaque en 4 volets :

- L'application régulière, du tonique de croissance que nous avons vu dans la partie précédente, pour bloquer la DHT présente au niveau du cuir chevelu ;

- Utiliser l'extrait de palmier nain couplé avec le Pygeum et l'ortie pour agir efficacement sur la réduction du taux de DHT dans le sang ;

- Suivre le programme de nettoyage du foie que je vais vous proposer afin de réduire les niveaux de sébum de la peau : plus efficace et renforcé, cet organe va être en mesure d'éliminer au mieux les hormones utilisées par le côlon plutôt que via les pores de la peau ;

- Enfin, construire votre prostaglandine grâce aux acides gras essentiels.

Par cette approche en 4 niveaux, que vous allez découvrir dans les chapitres qui suivent, l'équilibre hormonal sera amélioré et renforcé. Couplé aux autres traitements déjà mis en place, vous ne pourrez que constater les progrès de ces étapes, non seulement sur vos cheveux, mais aussi sur votre santé.

Chapitre I

RÉDUCTION DE DHT
DANS LE SANG

C e chapitre concerne principalement les personnes qui ont des niveaux de DHT dans le sang élevés. Il faut savoir que la situation est différente suivant votre sexe mais aussi votre âge. Si vous êtes une femme par exemple, il est probable que vous ayez à utiliser une quantité de bloqueurs de DHT moins importante qu'un homme.

Une prise de sang suffit à relever le taux, et votre médecin saura vous aider à interpréter les résultats. Quoiqu'il en soit, il est nécessaire de le consulter avant tout programme visant à réduire ce taux, tout naturel qu'il soit.

Ici, nous allons utiliser plusieurs méthodes pour inhiber la 5-alpha-réductase, ce qui va permettre la réduction de la production de DHT et donc amoindrir la chute des cheveux.

Les inhibiteurs de la DHT

Le saw palmetto

Des études menées aux Etats Unis ont démontré que l'utilisation de complément de concentrés d'huile de saw palmetto a un effet anti androgène. En clair, elle permet la réduction de l'action des hormones mâles (la DHT) sur les tissus, principalement la prostate mais aussi sur les follicules pileux.

Son action va permettre le ralentissement puis l'arrêt de la chute de cheveux. Il est à noter que ces extraits sont sans effet secondaires, ni baisse de libido, voir l'impuissance, contrairement aux produits comme le Finastéride.

Quelle posologie adopter ?

Pour obtenir un résultat satisfaisant, c'est-à-dire amorcer la baisse de la production de DHT, les études ont montrés qu'une dose quotidienne de 320mg d'extrait de palmier nain est suffisante. C'est en outre la posologie adoptée pour l'hyperplasie bénigne de la prostate. Il a été prouvé qu'une dose supérieure n'apporte aucune amélioration au niveau des résultats.

320mg est donc la dose recommandée. Cela dit, et suivant mon expérience, il est possible de faire évoluer cette posologie en prenant en compte les différences entre les individus : sexe, taille, corpulence, et taux de DHT dans le sang. Certains auront peut-être besoin d'ajuster cette prise quotidienne.

J'aimerai aussi attirer votre attention sur le fait que l'utilisation des extraits de palmiers nain n'est pas forcement suffisante, notamment pour ceux qui souffrent d'une perte de cheveux sévère. Pour ma part, je préconise d'aller plus loin dans les compléments pour obtenir une réduction du taux de DHT efficace dans la lutte contre l'alopécie. S'il est important de démarrer avec ce seul extrait, vous pourrez avoir besoin de compléter son action, si vous ne voyez pas de résultats satisfaisants, par d'autres produits comme la Pygeum et l'Ortie. Nous y reviendrons plus loin.

Remarque : Pour les femmes, ou ceux qui ne souffrent pas d'une perte de cheveux excessive, il est probable que vous n'ayez besoin que d'une dose relativement peu élevée d'extrait de palmier nain, de l'ordre de 200mg par jour.

Quoiqu'il en soit, le choix de la dose sera surtout fonction de la perte de cheveux dont vous souffrez ainsi que de son ampleur. Vous pourrez décider de moduler la posologie à la hausse ou là baisse au bout de 6 mois.

Le pygeum ou prunier d'Afrique

Outre le palmier nain, originaire d'Amérique, il existe un autre complément naturel permettant de bloquer la DHT : le Pygeum originaire d'Afrique. L'extrait de ce végétal permet d'aider à ce que la DHT ne se lie pas à la racine du cheveu. En outre, il agit aussi au niveau de la prostate, en réduisant de manière significative les inflammations de la prostate, et en aidant à réduire le taux de cholestérol. En France, il est régulièrement préconisé en alternative à la chirurgie pour l'hypertrophie prostatique.

Dans le cas du Pygeum, c'est l'extrait d'écorce qui est utilisé pour sa valeur médicinale. Son utilisation n'implique pas d'effet secondaire. Comme le palmier nain, on le trouve dans les magasins de produits bio, en parapharmacie ou sur le net.

> **Remarque importante :** comme vous l'avez probablement remarqué, les compléments préconisés ici, s'ils agissent par ricochet sur la perte de cheveux, ont pour principale objectif d'agir sur la prostate, et de la réduire. Cela n'a pas d'effet particulier et peut même être bénéfique. Pour autant, en consultation, il est important de prévenir votre médecin que vous consommer les extraits de palmier nain, ou de Pygeum. Il vous demandera probablement depuis combien de temps, et à quel dosage. Ces informations sont importantes pour lui permettre d'évaluer votre prostate. Sa taille est importante notamment dans la recherche d'un cancer.

Le thé anti-DHT : Ortie et thé vert

En supplément des compléments présentés plus hauts, il est très judicieux de consommer du thé, mais pas n'importe lequel. Les feuilles d'ortie contribuent à la réduction de la formation de DHT et prévient de son accumulation dans les follicules pileux.

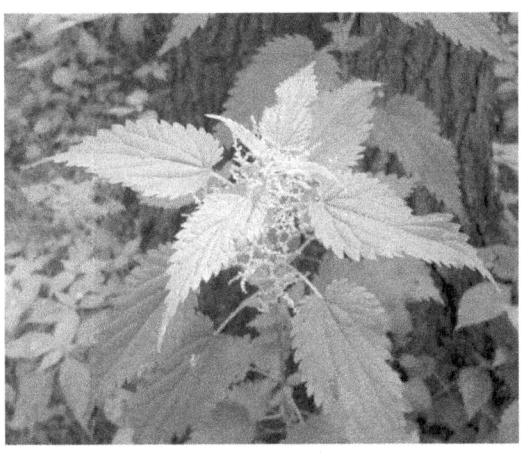

Le thé vert, quant à lui, est aussi connu pour son action bloquante de la DHT. Il contient par ailleurs des antioxydants particulièrement bénéfiques pour la chevelure.

Si vous ne prenez pas déjà d'extrait de Pygeum, vous pouvez tout à fait en ajouter à votre thé anti-DHT, pour en augmenter l'efficacité, en format adapté à cet usage.

Le mode de préparation du thé anti-DHT

Mettre une cuillère à soupe d'écorce de pygeum dans une casserole avec un sachet de thé d'ortie et un sachet de thé vert, puis verser de l'eau bouillante dessus. Laisser infuser pendant une ou deux minutes avant de verser la préparation dans une tasse après avoir passé le thé. Il est préférable de boire cette préparation à jeun.

Voyons maintenant, dans un second temps, comment il est possible de nettoyer son organisme, et de le purifier, pour agir au mieux contre la chute de cheveux.

Chapitre II

RÉGIME DÉTOX POUR PURIFIER L'ORGANISME

Vous l'avez compris, agir contre la perte de cheveux est un travail global et complet sur soi. Il ne faut négliger aucun plan d'action, et agir de manière efficace sur tout le corps. Dans ce chapitre, nous allons voir comment éliminer les éléments néfastes présents dans notre organisme, en prenant des mesures pour purifier le colon, le foie et le sang.

Ensuite, nous aborderons la question du régime alimentaire et des compléments possibles pour obtenir et maintenir un équilibre hormonal en vue de réduire considérablement la DHT présente dans le corps.

Pourquoi un détox ?

Concrètement, votre corps et votre organisme ne sont plus comme avant, comme lorsque que vous ne perdiez pas encore vos cheveux. Nous allons travailler ici à rétablir l'équilibre d'alors. Rien n'est inéluctable. Si l'on ne peut pas rajeunir, on peut toutefois travailler à maintenir son corps en bonne forme et en bonne santé.

Vous savez désormais comment traiter votre cuir chevelu, votre peau, nettoyer et assainir les pores obstrués par des années d'utilisation de produits capillaires, comment lutter contre l'accumulation de sébum. Maintenant, nous allons faire exactement la même chose avec votre foie et votre côlon. Le nettoyage de ces deux organes va permettre d'améliorer l'efficacité de l'élimination naturelle de votre métabolisme.

Plus précisément, nous allons travailler à améliorer le fonctionnement des organes responsables du traitement des hormones et de leur évacuation. L'organe clef, dans ce processus, est le foie. Cet organe est un « détoxifiant » naturel à part entière, pour peu qu'il soit en bonne santé. Il agit comme une véritable machine de traitement des graisses et toxines absorbées au fil des ans. Le foie est un organe clé, car plus il est en bonne santé, plus il est efficace, et plus il contribue à ralentir notre vieillissement et à lutter efficacement contre les toxines et les excès d'hormones.

Le foie opère un traitement des aliments avant de les rediriger vers le côlon (petit et gros intestin) et les reins. Le problème des personnes souffrant de pertes de cheveux est généralement un excès d'hormones.

Ce déséquilibre peut apparaitre lorsque la production de testostérone est en excès dans le corps et/ou en cas de consommation excessive de matières grasses de mauvaise qualité, de toxines, de sucres et produits chimiques, obligeant le foie à renvoyer l'excès de DHT via la peau, dans le sébum, où il pourra être éliminé sans risque via les pores.

Les zones principales sont les oreilles, le front, le cuir chevelu et le dos. Ces zones contenant des pores plus grands, sont les mêmes zones où le sébum est sécrété en plus grande quantité. Quant le foie est incapable d'expulser la DHT ou l'excès de graisse par les voies normales (côlon et reins), quand il est surchargé, il redirige naturellement ces excès vers la peau, seule alternative d'élimination.

Avec le temps, cette opération affaiblit le foie, l'amenant à fonctionner à plus difficilement et en tous les cas moins efficacement. Et petit à petit, cela devient un cercle vicieux. Et à moins de traiter le problème en profondeur, les conséquences néfastes, tant au niveau de la santé qu'au niveau de la perte de cheveux ne feront que s'amplifier.

Mais rassurez-vous. Rien n'est inéluctable, encore une fois, et il y a une réponse à ce problème. Après avoir effectué cette étape, le foie aura une plus grande capacité à éliminer les hormones normalement plutôt que de les rediriger vers le sang et le côlon aura une absorption des nutriments nettement améliorée

Un Plan d'action à mettre en place

Dans un premier temps, il va falloir s'attaquer au « nettoyage » du foie et du côlon afin de les dégager des produits qui n'ont pu être éliminés et qui se sont retrouvés stockés au fil des ans.

Je vous propose ci-dessous un calendrier alimentaire ayant pour but de permettre à votre foie et votre côlon de retrouver un bon niveau d'efficacité. Ce programme se déroule sur une période assez longue, ce qui ne doit toutefois pas vous décourager car il n'impliquera pas forcement de grands changements dans votre quotidien.

Ce régime alimentaire dédié à la remise en forme du foie et du côlon se décompose en trois périodes :

- Jours 1 - 10 : Nettoyage en douceur du côlon
- Jours 11-27 : Nettoyage et rinçage du foie
- Jours 28-80 : Désintoxication + régénération du foie (cette partie est très simple)

Idéalement, effectuer un nettoyage profond du côlon impliquerait un jeûne complet en plus d'une consommation importante d'herbes agissant sur les matières fécales et accompagnant la désintoxication. Pour autant, cette solution de diète sévère est assez compliquée à mettre en œuvre, stressante et peut avoir des conséquences plus néfastes que l'effet recherché.

Ce que nous avons cherché à mettre en œuvre ici est un processus respectueux de votre organisme et de votre métabolisme. Il est établi en prenant en compte les 3 facteurs suivants :

- Eviter une diète sévère.
- Respect de votre train de vie (travail, activités sportives, familiales).
- Respect de vos habitudes alimentaires (il ne s'agit pas de vous transformer en végétarien pendant 10 jours)

Gardez à l'esprit que ce programme vous propose une ligne directrice, et vous pourrez bien sur vous en écarter, mais essayer autant que possible de vous y tenir. Vous trouverez ci-dessous un programme idéal, et un compromis, si cela devait être trop difficile pour vous à certains moments.

En tous les cas, si vous avez vraiment faim, vous devez manger. Et si vous vous sentez mal pendant le programme de nettoyage, utilisez le compromis. Ne vous rendez pas malade par le stress que ce programme pourrait vous poser.

La partie la plus importante concerne le nettoyage du foie. Concernant le côlon, il permettra d'améliorer l'évacuation et augmentera la capacité de votre corps à assimiler les aliments.

Prenez soin de bien lire les explications à la suite des étapes, elles vous permettront d'obtenir des détails sur les produits ou la préparation de certains aliments.

Jours 1 - 8: Doux nettoyage du côlon

Éviter le blé, les produits laitiers, la viande, les aliments transformés, l'alcool, le sucre et les pâtes traitées au cours de cette période.

Moment de la journée	Programme idéal	Compromis
Levé	Jus de citron dans de l'eau	Eau
15 minutes plus tard	Petites baies (fruits)	Porridge/céréales
Matinée	Thé détox	Eau
	Fruits pauvres en sucre/ smoothies si vous avez faim	Un morceau de fruit, smoothies si vous avez faim
	Thé détox / thé d'ortie / eau	Eau
Déjeuner	Salade	Soupe de légume/légumes vapeurs/plat de quinoa
Après midi	Thé détox / thé d'ortie / eau	Eau / smoothie
	Thé détox / thé d'ortie / eau	Fruit si vous avez faim
	jus de légume/boisson verte/eau	Eau
Avant de diner	Produit de nettoyage	Une tranche de gingembre

Diner	Salade / soupe de légume / légumes vapeur / plat de quinoa	Diner végétarien de votre choix
Après le diner	Produit de nettoyage	
Soirée	jus de légume/boisson verte / thé détox / thé d'ortie	Eau
Avant de se coucher	Produit de nettoyage	
	Pro-biotiques	

Entre les repas, et pour améliorer le nettoyage, vous pouvez consommer deux verres de fibres de psyllium avec beaucoup d'eau.

Quelques éléments pour vous accompagner dans cette étape :

- **Le jus de citron dans de l'eau :** Pressez un citron entier et complétez votre verre avec de l'eau chaude ou froide. Après avoir bu, laver-vous la bouche avec un bain de bouche ou beaucoup d'eau pour éviter l'érosion de l'émail des dents.

- **Petit-déjeuner de fruits** : préférez les fruits pauvres en sucre : bleuets, fraises, mûres, framboises, canneberges, prunes, les cerises et les kiwis plutôt que des fruits à teneur élevée en sucre, comme le raisin.

- **Porridge / céréales**: Vous pouvez manger du porridge mélangé à des flocons d'avoine laminés ensemble avec de l'eau, pas de lait. Ajoutez quelques pruneaux, abricots, canneberges ou d'autres fruits si vous le souhaitez. Pour les céréales, prenez des céréales organiques, et du lait de soja ou d'amande plutôt que du lait de vache. D'une manière générale, évitez les produits laitiers.

- **Thé Détox** : Vous devriez être capable de trouver un bon thé de désintoxication dans votre supermarché local ou au rayon bio de votre magasin. Vous pouvez aussi en commander par internet.

- **Boissons vertes** : Une boisson verte est tout simplement un «superaliment» vert en poudre tels que de la spiruline, la luzerne ou la chlorelle, que vous mélangez avec de l'eau. Sinon, en gélules et en comprimés ces produits sont plus facile à prendre si le goût déplait. On les trouve dans les magasins de produits bios ou sur internet. Ils semblent coûteux, mais ils vont durer longtemps et sont vraiment bon pour la santé.

- **Boissons végétales** : Vous pouvez réaliser vos propres jus de légumes ou acheter des boissons toutes prêtes. D'une manière générale, mélanger les légumes qui sont riches en eau (comme le concombre, la carotte, la laitue romaine et de la betterave) et ajouter un peu plus d'eau pour une préparation plus facile à boire.

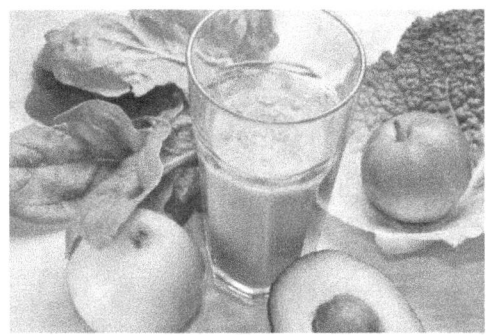

- **Le produit nettoyant** : Il s'agit d'un produit spécifiquement conçu pour nettoyer votre côlon sur une période de dix jours. Pour plus d"efficacité, il faut réellement l'utiliser en complément d'un programme alimentaire établi, comme celui proposé. Il est possible d'en trouver dans les magasins spécialisés, ou par internet. Ces produits vont aider à nettoyer votre système et supprimer les toxines. Ils permettront d'accélérer le nettoyage.

- **Plat de quinoa** Le quinoa est une graine qui se cuisine comme le couscous ou le riz. Faites-le cuire pendant dix minutes au moins. Ajouter des légumes, de l'ail et des épices pour relever. Pour faire une sauce, vous pouvez utiliser de la purée de tomate.

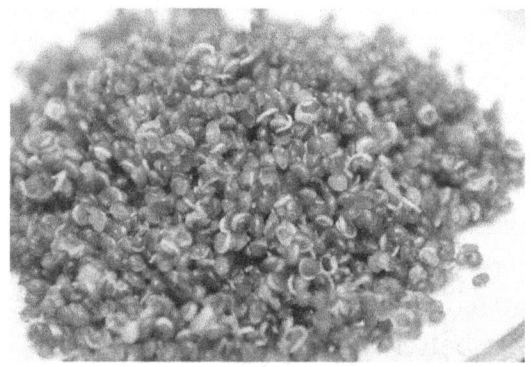

- **Pro-biotiques** : Si ce n'est pas essentiel, cela vaut la peine de les utiliser pendant le programme. Prendre un supplément pro-biotique va aider votre flore intestinale à se régénérer. On en trouve dans les pharmacies et para-pharmacies ou sur internet. Alternativement, vous pouvez aussi prendre des aliments riches en pro-biotiques tel que la choucroute, le kombucha et les olives.

- **Psyllium** : il s'agit d'un complément de fibres soluble dans l'eau. Ce produit contribue au bon fonctionnement de la flore intestinale

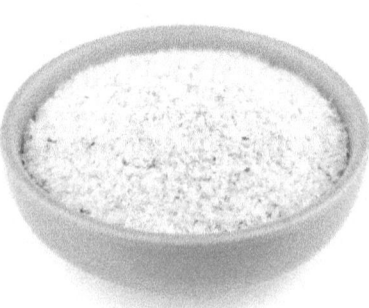

permettant de nourrir les bactéries nécessaires à l'élimination des déchets et toxines. On en trouve ment sur internet et dans les magasins spécialisés. langer environ 1 à 2 cuillères à soupe de cosses de lium dans environ un litre d'eau.

Jours 9 - 10: Nettoyage à profondeur

Dans la mesure où vous pouvez vous organiser, il est préférable d'envisager cette partie du programme le weekend hors de tout travail ou d'activité sportive intensive. L'idéal serait même de prendre quelques jours de vacances.

Il s'agit ici de nettoyer vôtre colon de manière efficace. Éviter de nouveau tout les produits tels que le blé, les produits laitiers, la viande, l'alcool, le sucre raffiné, ou les pâtisseries.

Emploi du temps	Programme idéal	Compromis
Levé	Jus de citron + poivre de Cayenne dans l'eau	Eau
15 minutes plus tard	Herbes de nettoyage	Eau
10-15 minutes plus tard	Fruits pauvres en sucre	Fruits
60-90 minutes plus tard	Boisson de bentonite aux fibres	
45-60 minutes plus tard	Herbes de nettoyage	Boisson verte ou jus de légume
20-30 minutes plus tard	Salade/jus de légume/boisson verte / smoothie	Jus de légume/ fruits/ salade
60-90 minutes plus tard	Boisson de bentonite aux fibres	Eau

60 minutes plus tard	Herbes de nettoyage	Eau
45 minutes plus tard	Faire un lavement	Boisson de fibres/thé détox
Tout de suite après le lavement	Boisson aux fibres	
5 – 60 minutes après	Herbes nettoyantes	Thé détox / eau
10-15 minutes après	Salade/boissons vertes ou jus de légumes / Smoothies	Salade/jus de légumes/jus de fruits/ fruits
60 minutes plus tard	Boisson de bentonite aux fibres	Boissons aux fibres/eau/ thé détox
45 minutes plus tard	Solution nettoyante	Un morceau de gingembre frais
5 minutes plus tard	Salade / jus de légumes / boisson verte / smoothie	Boissons vertes / jus de légume / salade / soupe / quinoa, pommes de terre cuites au four
30 minutes plus tard	Solution nettoyante	
Si faim dans la soirée	Jus de légume / boisson verte / salade	Soupe / quinoa / pommes de terre cuites au four
Au moment de se coucher	Solution nettoyante et pro biotiques	

Tout le monde ne peut suivre ce programme à la lettre, j'en suis conscient. Il se peut que vous vous leviez tard, ou que vous vous couchiez tôt. Chacun doit faire au mieux.

Cette partie du programme, qui alterne entre nettoyage aux herbes, aliments et fibres, va permettre d'éliminer les matières fécales ainsi que les toxines. Le lavement aura pour but d'augmenter l'efficacité du traitement.

Voici quelques éléments pour vous accompagner dans cette étape.

- **Le jus de citron et le poivre de Cayenne :** ajouter une pincée ou deux de poivre de Cayenne à votre jus de citron. Cela permettra d'améliorer l'efficacité des herbes que vous prendrez plus tard et de stimuler votre circulation. Si vous vous sentez d'attaque, prenez une demi cuillère à café de Cayenne en une seule prise, suivi du jus de citron.

- **Nettoyage aux herbes :** Vous aurez besoin ici de « Cascara », de « feuille de plantain » et « d'écorce d'épinevinette ». Si vous ne pouvez pas trouver ces herbes exactes demandez à votre herboriste ou dans un magasin bio des plantes qui ont un effet similaire. Ces herbes aideront à briser les matières fécales durcies et collées à la paroi du côlon. Cela vous permettra principalement d'améliorer la capacité de votre corps à absorber les nutriments, réduisant ainsi le risque de perte de cheveux causée par une carence en nutriments. La meilleure façon de prendre ces herbes est sous forme de thé.

- **Lavement :** Effectuer plusieurs lavements à la maison permet d'améliorer le nettoyage du côlon. On trouve des kits de lavement sur internet. Il faut bien suivre les indications l'utilisation. Certes, ce n'est pas la partie la plus agréable du traitement,

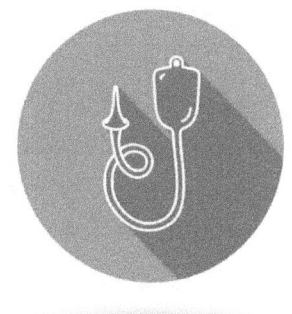

mais cela permettra de réduire considérablement le temps de nettoyage. Il est toujours possible de se rendre dans une clinique pour réaliser cette opération.

- **Boisson de bentonite aux fibres:** Pour cela, vous aurez besoin d'un peu d'argile bentonite, que vous pouvez acheter de la plupart des magasins bio ou sur internet. Ajouter environ ¾ d'une cuillère à soupe à la boisson de fibres et boire rapidement. L'argile bentonite absorbe et élimine les toxines présentes dans votre système digestif au préalable libérées par les herbes de nettoyage.

Jours 11-19: Traiter délicatement les calculs présents dans le foie

Dans cette partie du programme dédié au nettoyage de votre organisme, vous allez avoir à consommer beaucoup de thé « Chanca Piedra ». Dans l'idéal, il vous faudra boire au moins 4 tasses par jour l'estomac vide.

Là encore, bien que vous pourrez reprendre une alimentation normale, il s'agira de le faire doucement, en évitant la malbouffe et l'alcool. En outre, votre côlon étant nettoyé, la reprise d'une alimentation « normale » pourrait être délicate pour votre organisme. Idéalement, vous voulez tenir à un régime strict, en évitant le blé, les produits laitiers, les viandes rouges, le sucre et les aliments transformés jusqu'à ce que vous ayez terminé le nettoyage du foie.

La clé est de revenir progressivement à un régime plus normal, tout en continuant le régime de nettoyage, et en continuant à boire le thé détox et les boissons vertes ou jus de légumes. Je reviendrai plus loin sur les façons d'optimiser votre quotidien alimentaire.

Horaires	Programme idéal	Compromis
Levé	Thé Chanca Piedra	Jus de citron
15 minutes plus tard	Fruits	Petit déjeuner normal
Matinée	Thé détox pour le foie	Eau
	Fruits / Smoothie si sensation de faim	Eau / smoothie / boisson verte
	Thé d'ortie / boissons verte / jus de légumes / eau	
Déjeuner	Repas normal	Repas normal
Après midi	Thé Chanca Piedra si possible	
	Thé détox / Thé d'ortie / Thé détox pour le foie	Eau
	Jus de légumes / boisson verte/ eau	Eau / Boisson verte
	Morceaux de fruits si sensation de faim	
20 minutes avant le dîner	Thé Chanca Piedra	Morceau de gingembre frais
Dîner	Repas normal	Repas normal
Après le diner (digestion)	Thé chanca piedra	

Ici, il s'agit d'éviter au maximum les aliments contenant de la farine blanche, les produits laitiers, les graisses hydrogénées, les plats et aliments contenant des E comme additifs, des colorants, des conservateurs, édulcorants et plus généralement les aliments transformés.

Voici quelques éléments pour vous accompagner dans cette étape.

- **Thé Chanca Piedra :** Chanca Piedra signifie grosso modo «casseur de cailloux». Cette plante contribue à casser les cailloux qui se sont formés et accumulés dans le foie. Il est parfois difficile de trouver cette herbe dans les magasins, mais elle se trouve très facilement en ligne. Si vous l'avez en capsule, brisez la capsule et versez l'herbe en poudre dans une casserole d'eau. Porter l'eau presque à ébullition tout en remuant, jusqu'à ce que l'herbe soit dissoute dans l'eau, cette dernière prenant une teinte brun foncé, formant ainsi le thé.

- **Thé détox pour le foie :** On trouve cette sorte de thé partout dans les magasins, normaux ou bio. Choisissez en priorité ceux qui contiennent du Chardon-Marie et / ou du pissenlit et / ou de l'artichaut.

Jours 20-25: Se débarrasser des calculs présents dans le foie

Horaires	Programme idéal	Compromis
Levé	Thé Chanca Piedra + acide malique	Jus de citron
15 minutes plus tard	Fruits	Petit déjeuner normal
Matinée	Acide Ortho Phosphorique suivi d'un thé détox pour le foie	Eau
	Fruits/ Smoothie si sensation de faim	
	Thé d'orties / boissons vertes / jus de légumes / eau	
Déjeuner	Repas normal	Repas normal
Après midi	Thé Chanca Piedra si possible	
	Thé détox / Thé d'ortie / Thé détox pour le foie	Eau
	Acide Ortho Phosphorique puis Jus de légume / boisson verte/ eau	boisson verte / smoothie
	Morceaux de fruits si sensation de faim	
20 minutes avant le dîner	Thé Chanca Piedra + Acide Malique	Morceau de gingembre frais
Dîner	Repas normal	Repas normal
Après le diner (digestion)	Thé chanca piedra + acide Malique Acide Ortho Phosphorique	

Ici encore, il s'agit d'éviter les aliments contenant de la farine blanche, les produits laitiers, les graisses hydrogénées, les aliments transformés ou contenant des additifs.

Voici quelques éléments pour vous accompagner dans cette étape.

- **L'acide malique :** C'est un acide naturel présent dans les pommes. Vous pouvez l'acheter sous forme de supplément, moyen le plus efficace de le consommer, ou vous pourriez choisir de boire environ 3 à 4 litres de jus de pomme bio tous les jours pour cette période. De préférence boire le jus de pomme sur un estomac vide si vous choisissez cette option. Si vous choisissez un supplément acide malique, il vous faudra en consommer 15000 - 20000mg par jour pendant toute la période, avec votre thé Chanca, en veillant à avoir l'estomac vide. Étaler la prise tout au long de la journée. Cet acide va briser les matières durcies dans le foie, augmentant leur élimination. Si vous choisissez la méthode de jus de pomme bio, boire le jus sur un estomac vide, en alternant avec le thé Chanca Piedra. Il ne faut pas en boire pendant les repas.

- **L'acide Ortho phosphorique :** C'est un ingrédient clé à ce stade. Il va vraiment aider à briser les petits caillots durcis présents dans le foie. On en trouve assez facilement en ligne, cela dit, assurez vous qu'il s'agisse du bon conditionnement pour le nettoyage du foie. Il est préférable d'en prendre l'estomac vide. Attention, l'acide phosphorique est mauvais pour les dents, il est donc préférable de laver votre bouche avec un bain de bouche après avoir absorbé le produit. Prenez 2 ml avec un verre d'eau 3 fois par jour.

Jour 26: Rinçage du foie

Pour cette étape, vous devez vous assurer que vous avez un jour de libre, et que vous n'aurez rien à faire ou rien de prévu. Vous allez passer une journée au calme, en regardant la télévision, en lisant ou en écoutant la musique. Je ne vous cache pas qu'il s'agit d'une journée difficile, car il va s'agir de vider le foie et le débarrasser de toutes les impuretés accumulées. À la réflexion, c'est probablement la partie la plus difficile à réaliser dans ce livre consacré à la lutte contre la chute de cheveux.

Mais le jeu en vaut la chandelle : une fois que vous aurez terminé cette étape, la capacité de votre foie à traiter hormones utilisées, les toxines et les graisses sera décuplée.

Horaires	Programme idéal	Le compromis
Levé	Un jus de citron avec de l'eau	Eau
15 minutes plus tard	Petit déjeuner de fruits pauvres en sucre	Smoothie
Après que le petit déjeuné ait été digéré	Herbes de stimulation biliaire	Herbes de détox du foie/ thé détox pour le foie
De midi jusque 17-18 heures	Ororate de magnésium toutes les heures	
Vers 17 h	Préparer un lavement au café et au magnésium	Ne rien faire
Quand le lavement au café et au magnésium est prêt	Préparer une boisson de citron et d'huile	Ne rien faire
Quand la boisson de citron et d'huile est prête	Faire un lavement	Préparer une boisson de citron et d'huile
Immédiatement après le lavement	Boire la préparation de citron et d'huile d'une traite	
Une à deux heures après	Prendre de profondes respiration alternées avec un massage du foie en position allongée.	Allez vous coucher. Si vous avez u mal à dormir, prenez un bain relaxant.
Après ça	Allez vous coucher. Si vous avez du mal à dormir, prenez un bain	

Voici quelques éléments pour vous accompagner dans cette étape.

- **Herbes de stimulation biliaire :** Vous aurez besoin d'artichaut et de racine de pissenlit. Ces herbes sont largement disponibles en ligne ou dans les magasins d'aliments naturels. Prenez ces herbes sous forme de thé. Si vous achetez des capsules, prendre deux capsules à la fois comme indiqué dans le calendrier. Ces herbes stimuleront votre voie biliaire qu'il est nécessaire d'ouvrir. C'est nécessaire pour favoriser une bonne évacuation des cailloux du foie. Il est utile d'avoir ces herbes sous forme de capsules dans la mesure où vous en aurez besoin à nouveau dans la partie 4 de cette étape.

- **Orotate de Magnesium** : cela va faire travailler vos intestins en provoquant une diarrhée temporaire et desserrer les muscles et les voies biliaires, ce qui rend beaucoup plus facile le passage des cailloux à travers votre système digestif. Vous aurez probablement besoin d'acheter l'Ororate de Magnésium sous forme de capsule. La posologie est fonction de votre taille et poids. Vous référer à la notice qui accompagne le produit.

- **Le lavement au café et magnésium :** vous allez avoir besoin ici d'un café biologique de bonne qualité. Mettez 6 cuillères à soupe dans deux litres d'eau et faites bouillir suffisamment longtemps pour que le café soit le plus dilué possible. Ajoutez ensuite 2400 mg de magnésium en poudre dans la solution. Mélanger et laisser mijoter pendant vingt minutes environ. Laisser refroidir le mélange jusqu'à ce qu'il soit à température corporelle. Pendant ce temps vous pouvez préparer le mélange suivant.

- **Mélange de citron et d'huile :** Remplissez la moitié d'un verre avec du jus de citron pressé organique. Ajouter la même quantité d'huile d'olive extra vierge.

- **Le lavement :** Buvez le mélange de citron et d'huile, et effectuer le lavement avec la préparation de café et magnésium en utilisant un kit de lavement.

Pour plus d'efficacité :

- avant de réaliser le lavement de café, faites deux lavements à l'eau pure. Une fois que vous êtes prêts, réalisez le lavement au café et magnésium en utilisant un litre de préparation que vous devez, dans l'idéal, garder 15min avant d'aller aux toilettes (à défaut, vous avez encore une litre d'avance).

- Une fois que vous avez réalisé le lavement, il faut boire la boisson de citron et d'huile qui va avoir pour but de rincer votre organisme en emportant avec lui les caillots restants dans votre foie.

- Une fois le mélange bu, reposez vous en vous allongeant sur le dos et en respirant profondément avec votre diaphragme afin que votre estomac (non pas votre poitrine) augmente en taille avec chaque inhalation. La respiration diaphragmatique va aider à éliminer les toxines et caillots biliaires tout au long du système digestif.

- Une fois que vous avez terminé la respiration diaphragmatique, asseyez vous et faites quelques torsions abdominales pendant cinq minutes.

- Si vous vous sentez à la hauteur, cela vaut la peine de réaliser un dernier lavement à l'eau pure avant d'aller vous coucher et dormir.

- Attention à ce que vous voudriez manger ensuite, et dans l'idéal, il est préférable de boire beaucoup d'eau.

- Pour terminer ce point, sachez que certains d'entre vous réaliseront ce nettoyage du foie une fois par an, au moment du printemps, pour entretenir correctement les organes de digestion.

Jour 27: Après le nettoyage du foie

Après avoir terminé ce processus épuisant, vous aurez besoin de rétablir l'équilibre naturel de votre organisme.

Comme la veille, il est important de ne pas être trop actif ce jour et de continuer à se reposer. Vous pouvez prendre un supplément à base d'électrolyte que vous pourrez trouver dans les magasins de santé ou en ligne. Plus tard dans la journée boire un verre de fibre et un pro-biotique. Buvez des boissons vertes.

Après avoir terminé ce nettoyage, il va falloir faciliter le retour à une alimentation régulière. Toutefois, il serait dommage de reprendre des mauvaises habitudes, non ?

Continuez sur votre lancée en évitant les aliments transformés, les graisses hydrogénées et les aliments sucrés. Essayez de boire des boissons verts le plus souvent possible, préférez les légumes, diminuez votre consommation d'aliments à base de farine blanche.

N'oubliez pas que tous les mauvais aliments, couplés avec le stress, contribuent à fatiguer votre foie et faire qu'il ne fonctionne pas de la meilleure façon.

Jours 28 à 60 : régénération et renforcement du foie

Cette étape est relativement simple. Vous avez besoin de consommer des herbes qui reposeront votre foie et l'aideront à se régénérer pour devenir fort et efficace. N'oubliez pas, le foie est l'un des organes clef de votre corps. Vous reprenez une alimentation classique, avec un ajout quotidien d'herbes.

Il est intéressant, pendant cette période, de consommer quotidiennement un supplément de Chardon-Marie. Le chardon-Marie est vraiment bon pour le foie.

Voici une liste d'autres aliments que vous pouvez consommer à cette étape pour aider votre foie à se renforcer :

- **Ail et oignons** : l'ail contient de l'allicine, qui est un composé à base de soufre nécessaire pour le foie. L'ail aide le foie à débarrasser le corps du mercure, de certains additifs alimentaires mais aussi de l'hormone œstrogène.

- **Les légumes crucifères** (brocoli, chou de Bruxelles, chou-fleur, le chou) : ces légumes sont des détoxifiants puissants. Ils contiennent des éléments qui vont neutraliser certaines toxines. Ils contiennent également des « glucosinolates » qui aident le foie à produire les enzymes dont il a besoin pour ses processus de désintoxication.

- **Jus de citron fraîchement pressé dans l'eau chaude :** Boire du jus de citron fraîchement pressé dans une tasse d'eau chaude doit être votre premier reflexe matinal. Il aide à nettoyer le foie et en favorise la désintoxication. Il stimule également la production de bile, 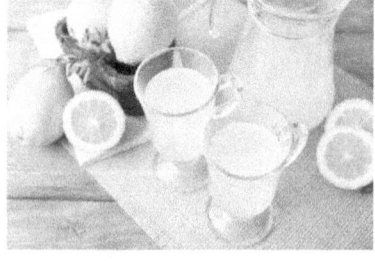 nettoie l'estomac et l'intestin et stimule un mouvement de ce dernier.

- **La Betterave :** Les betteraves contiennent un tonique de purification du sang qui est également capable d'absorber les métaux lourds.

- **Fruits antioxydants :** dans une étude menée par le ministère américain de l'Agriculture à l'Université de Tuffs, il a été constaté que la liste suivante de fruits avait les plus hauts niveaux d'antioxydants:

  o Pruneaux

  o raisins

  o mûres

  o fraises

  o framboises

  o prunes

  o oranges

  o pamplemousse rose

  o melon

  o pommes et poires

Les antioxydants aident à protéger le foie contre les niveaux élevés de radicaux libres naturellement produits pendant le processus de détoxication. Les pommes contiennent de la pectine qui se lie aux métaux lourds dans le corps (en particulier dans le colon) et aident à leur excrétion. Ceci réduit la charge sur le foie et augmente la capacité de détoxification

Jours 61-90: Seconde phase de détoxification et régénération

Ici, il s'agit de reprendre votre rythme normal, tout en prenant en considération les facteurs nutritionnels, que nous verrons plus loin dans l'ouvrage. Pendant cette période, il est indispensable de continuer à prendre des herbes médicinales et du charbon marie. Préférez le pissenlit et l'artichaut, en alternant pour gardez et maintenir leur efficacité maximum.

En conclusion :

Cette partie est longue et épuisante. Mais les bénéfices que vous en ressortirez en valent réellement la peine. Vous ressentirez une impression de bien être et de renaissance, une nouvelle étape dans votre lutte contre la perte de cheveux.

Régénéré, votre corps et votre organisme pourront fonctionner de manière plus efficace en éliminant l'excès des hormones et les toxines et en contribuant à ce que votre alopécie s'améliore. Il faut désormais s'intéresser à l'alimentation, aux différents apports dont votre corps a besoin pour être en meilleures conditions.

Chapitre III

LE RÉGIME ALIMENTAIRE IDÉAL POUR FAVORISER L'ÉQUILIBRE HORMONAL ET LA REPOUSSE DES CHEVEUX

I s'agit simplement dans ce chapitre de mettre à disposition de notre organisme les nutriments nécessaires pour lutter contre la perte de cheveux et favoriser la repousse. Il va falloir se concentrer sur les aliments frais, meilleurs et plus facilement assimilables naturellement que les gélules et autres compléments médicamenteux.

Les fruits, les légumes, les poissons et viandes sont naturellement très sains et, <u>bien choisis</u>, ils sont en mesure de fournir exactement les nutriments essentiels à l'accomplissement de votre but. Dans ce chapitre, je vais vous accompagner dans l'apprentissage de ce que sont ces nutriments essentiels, comment les obtenir, et comment adapter votre hygiène alimentaire.

Je vous propose dans un premier temps d'utiliser une petite liste de contrôle hebdomadaire, qui vous permettra de vous assurer d'avoir trouvé et consommé suffisamment de nutriments essentiels pour la repousse des cheveux tous les jours. Vous trouverez dans ce chapitre un calendrier alimentaire qui vous permettra de reprendre les éléments à consommer, en variant, suivants les jours, et de cocher au fur et à mesure de vos consommations. C'est un excellent moyen de suivi sans avoir à mémoriser tous les aliments que nous allons voir dans ce chapitre.

On y va ?

Repousser les « prostaglandines» pour améliorer l'équilibre hormonal

Les prostaglandines sont des «molécules messagères». Elles régulent l'équilibre, la croissance des cellules de contrôle hormonale entre autres fonctions importantes. Il est nécessaire de bien les nourrir pour qu'elles fonctionnent au mieux. Les prostaglandines se nourrissent d' «acides gras essentiels» (AGE). Ces AGE sont très bénéfiques pour votre santé en de nombreuses autres dimensions. Elles contribueront à :

- Réduire les niveaux de stress
- Augmenter l'énergie et réduire la fatigue
- Construire les muscles
- Aider à la perte de poids
- Améliorer la santé cardiovasculaire
- Améliorer le fonctionnement du cerveau et de la mémoire
- Renforcer le système immunitaire
- Améliorer la digestion
- Renforcer le foie

Et il n'y a ici qu'un échantillon des nombreux avantages procurés par les acides gras essentiels.

Que sont exactement les AGE?

Les acides gras essentiels (Alias oméga 3 et oméga 6) sont des graisses polyinsaturés que le corps ne peut pas produire, et qui doivent donc être obtenu par l'alimentation. Ce sont de bonnes graisses, bénéfiques à l'organisme.

Malheureusement, de nombreux régimes ne les incluent pas. En outre, si vous êtes stressé, que vous consommez beaucoup de toxines, de mauvaises graisses, que vous êtes fumeur, ou encore si vous consommez des médicaments, de l'alcool, des aliments transformés, il y a fort à parier que votre équilibre hormonal soit mis à mal et que votre niveau de prostaglandine soit bas. Heureusement, il est facile de rétablir l'équilibre grâce à une consommation accrue d'acides gras essentiels.

Comme pour tout, il ne faut pas faire n'importe quoi au risque que votre corps ne soit pas en mesure de bien les assimiler ou d'en faire bon usage. Les AGE sont assez peu stables au niveau moléculaire. Ainsi, par exemple, si vous les faites cuire ils perdront leurs propriétés bénéfiques en libérant les radicaux libres, nocifs pour le corps.

C'est pour cela qu'il faut, en parallèle aux AGE, augmenter notre apport en :

- antioxydants, c'est-à-dire un apport en : vitamine A, C et E
- nutriments « cofacteurs » pour aider votre corps à les digérer : magnésium, zinc, vitamines B, lécithine.

Où trouver les acides gras essentiels (AGE) ?

Il existe plusieurs sources d'AGE que l'on trouve au naturel dans les aliments. En voici une liste exhaustive :

- Les poissons gras
- le saumon

- le maquereau
- le thon
- les anchois
- les sardines
- la majorité des fruits de mer
- l'huile de foie de morue
- Krill et l'huile de krill (Petites crevettes d'eau froide)
- les autres crustacés
- l'huile de graine de lin
- les graines de citrouille ou de l'huile de graines de citrouille

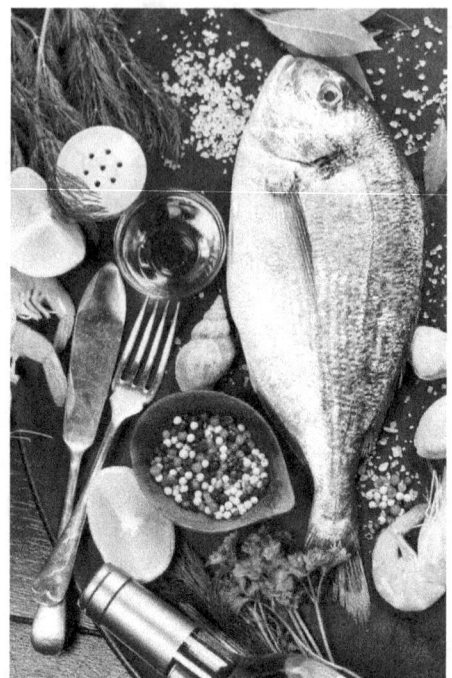

- l'huile de graines de bourrache
- l'huile d'onagre
- les noix du Brésil
- les noix
- les légumes vert foncé
- les épinards
- le brocoli
- le kale (chou frisé)
- les choux de Bruxelles
- les algues
- le chou chinois
- les haricots

- les œufs, riches en oméga 3 (les poulets sont nourris avec des graines de lin)
- certains fruits

Comment s'y prendre pour avoir un apport efficace et varié ?

La meilleure approche, et la plus simple, est de manger une à deux portions de poisson gras par semaine, certains haricots, noix, graines et légumes toute la semaine. Outre cela, vous devez consommer tous les jours un peu d'huile de graines, c'est-à-dire de l'huile fabriquée à partir de graines de lin, graines de bourrache, graines de citrouille ou d'autres huiles avec des niveaux élevés d'acides gras essentiels.

Boire des smoothies deux fois par semaine permet à l'organisme d'obtenir un très bon apport d'AGE et de nutriments. En plus, vous pouvez vous permettre de prendre deux cuillères à soupe d'huile de graine, ou encore de l'huile de krill pour alterner avec un produit de maritime. Idéalement, vous pouvez vous en servir comme condiment avec un aliment froid, comme une salade ou des légumes. Mais, quoi que vous fassiez, ne réchauffer pas les huiles d'AGE.

Vous pouvez consommer plus d'huile, sans toutefois dépasser 4 cuillères à soupe quotidienne. Vous allez rapidement pouvoir observer les effets bénéfiques de cet apport, principalement sur vos ongles, qui vont devenir plus résistants, plus beau, de même que votre peau, plus souple et plus saine. L'effet sur vos cheveux s'en fera ressentir tout aussi rapidement.

> **Remarque sur les huiles:**
>
> Attention avec l'huile de foie de morue, qui peut contenir des niveaux élevés de mercure métallique, présent dans l'animal. Préférez les huiles de graines organiques tels que l'huile de graines de lin et l'huile de graines de bourrache. Les huiles organiques sont vraiment meilleures que les huiles à base de graines semées notamment en raison de l'utilisation de pesticides et d'engrais artificiels.
>
> Enfin, si vous êtes diabétique, Il faut absolument consulter votre médecin avant de prendre des compléments d'AGE !

Finalement, voici quelques idées pour consommer tant l'huile que les cofacteurs essentiels :

Boire directement

Le plus simple est juste de verser une à trois cuillères à soupe et d'avaler. Si vous utilisez cette méthode essayer de «mâcher» l'huile, ou de la garder en bouche en la faisant bouger quelques secondes avant de l'avaler. Cela va permettre de lancer le processus de digestion en stimulant les glandes salivaires.

Après (ou avant, si vous préférez) pensez à boire une boisson verte (légumes ou algues en poudre, spiruline, chlorelle, herbe d'orge, luzerne ou autre) ou un jus de légume.

La méthode Kéfir

À mon sens, c'est la meilleure méthode. Le kéfir a une affinité particu-
lière pour les AGE. Lorsqu'ils sont
combinés, le corps est mieux en mesure de digérer les acides gras essentiels. Le kéfir est également très
bon pour la santé.

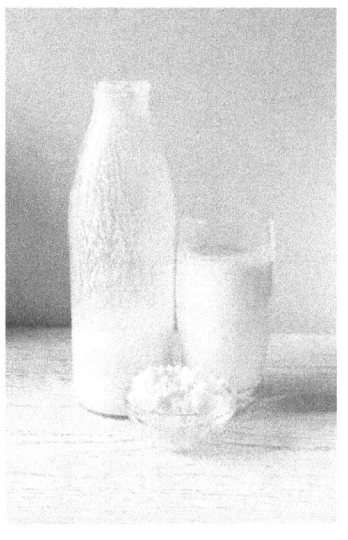

Le kéfir est un yaourt cultivé. Ce
n'est pas forcement facile à trouver
dans les tous les magasins, mais
c'est très aisé à faire soi-même. Il
vous suffit de vous procurer des
«grains de kéfir», que vous pouvez
acheter en ligne. La procédure pour l'élevage est généralement
indiquée, ou vous trouverez toutes les informations en faisant
une recherche en ligne. Une fois en possession de votre kéfir,
mélangez votre huile dans un verre avec et buvez, toujours en
pensant à activer la production de salive.

La méthode de la salade fraîche

Cette méthode est idéale pour les déjeuners, surtout si vous ap-
préciez la salade et les légumes frais. Il suffit simplement de ra-
jouter les deux ou trois cuillères à soupe dans votre préparation.
Vous remarquerez certainement que ces huiles donnent une sa-
veur délicate de noisettes, tout à fait appréciable.

La méthode du sandwich spécial

Dans l'idéal, comme je l'ai déjà mentionné, il faut éviter les aliments à base de farine blanche. Pour la réalisation de ces sandwichs, il est préférable d'utiliser du pain de seigle ou du pain bio-

logique. Pour la garniture, voici un liste de produits que vous pouvez utilisez :

- thon ou autres poisons
- poulet
- dinde
- crevettes
- œufs
- feuilles de salade

Pensez toujours à accroitre votre apport en nutriments cofacteurs, en buvant un jus de légume ou une boisson verte, avant ou après le sandwich.

La méthode de thon

Riche en protéine, cette collation est idéale après une séance d'exercice. Prenez une demi boite de thon, et versez dessus vos cuillères à soupe de huile riches en acides gras essentiels. Un peu d'huile d'olive et d'ail ne sont pas de trop.

Très riche, cette petite recette n'est cependant pas à utiliser quotidiennement, principalement en raison de la teneur parfois haute en mercure que peut contenir le thon. Cela dit, vous pouvez éliminer efficacement le mercure de votre corps en buvant un verre de chlorelle (comme cela a été expliqué dans le chapitre précédent). Doublement intéressante, la chlorelle est en outre une excellente source d'apport de nutriments cofacteurs.

La méthode du smoothie spéciale

Déjà évoqué dans la partie précédente, un smoothie de fruits est une
excellente source d'AGE,
d'antioxydant et de nutriments bénéfiques pour l'organisme. Vous avez le
choix entre les créer vous-même, où
les acheter déjà prêts, sachant que la
première option est sensiblement la
meilleure.

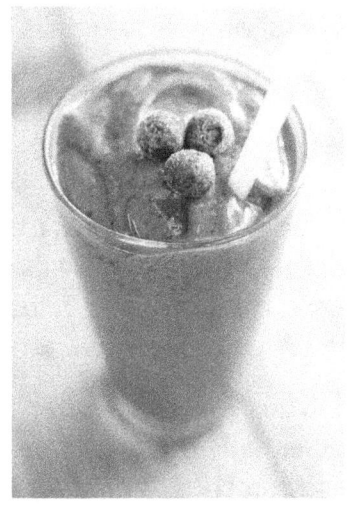

Il est important de choisir des
fruits pauvres en sucre ou des baies.
Les myrtilles et les canneberges sont
très riches en antioxydant, donc parfait comme base à utiliser
avec les acides gras essentiels.

Voici une liste exhaustive de ce que vous pouvez utiliser comme
fruits :

- Myrtilles
- Canneberges
- Mûres
- Fraises
- Framboises
- Groseilles
- Cerises
- Papaye
- Prunes
- Kiwis
- Goyaves
- Avocats

À cette base, vous pouvez ajouter, en plus petite quantité des :

- Abricots
- Pommes
- Ananas
- Poires

Evidemment, vous pouvez utiliser d'autres fruits que vous aimez de temps à autre, mais essayez d'éviter tout ce qui n'est pas dans les listes ci-dessus car ils sont susceptibles d'être trop riches en sucre. Dans le doute, faites une recherche sur internet pour avoir l'information de teneur en sucre d'un fruit.

Vous pouvez ajouter à votre préparation un œuf entier ou seulement le jaune. Les deux éléments sont remplis de nutriments, tel que la biotine, très bénéfiques pour vos cheveux, mais aussi votre corps.

Remarques concernant le blanc d'œuf

Les blancs d'œufs crus contiennent un «glycoprotéine» appelé avidine qui se lie facilement avec la biotine. La biotine est un nutriment vitaminique très important pour la croissance des cheveux. Une trop grande consommation de blanc d'œuf cru peut altérer la biotine alors que l'on cherche justement à ce que son niveau soit bon voir élevé. Pour les smoothies, contentez vous ici, de préférence, du jaune d'œuf.

Ajouter votre huile avant de mélanger le tout et, si vous le souhaitez, quelques pincées de cannelle et un peu de jus de citron. Le jus de citron est riche en vitamine C et la cannelle aide à contrôler les niveaux de sucre, ce qui est idéal si vous utilisez la méthode de smoothie.

Attention avec la cannelle, un usage quotidien et prolongé pourrait entrainer une réaction d'intolérance. Ne pas utiliser en continu.

La méthode tortilla spécial

Cette méthode est une bonne alternative aux sandwichs. L'avantage est que vous pouvez réellement vous faire plaisir avec les garnitures et varier considérablement les saveurs et apports de nutriments.

Tièdes ou froids, remplis de légumes, de poissons ou de viandes, de salades fraiches et de légumes séchés, c'est un véritable plaisir à réaliser autant qu'à déguster.

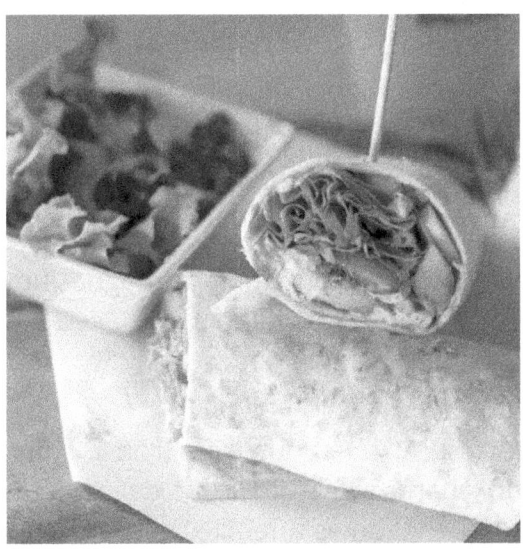

L'huile riche en AGE est très facile à intégrer dans ces préparations. Et accompagné d'un verre de jus de légumes ou d'une boisson verte, c'est un repas très sain, complet et original.

La méthode yaourt spécial

Si vous aimez prendre un yaourt en collation de l'après-midi ou au petit déjeuner, cette méthode pourrait être pour vous. Assurez-vous de n'utiliser que du yaourt pro biotique organique sans sucre ajouté, ni édulcorant ou arômes artificiels.

Ajouter à votre yaourt l'un ou l'autre des fruits énumérés dans la méthode smoothie spéciale, plus une cuillère à soupe (ou plus si ça vous ne dérange pas) d'huile contenant des acides gras essentiels. Si vous le souhaitez, faites vous plaisir avec une cuillère de miel.

Si vous n'ajoutez pas de fruits à votre yaourt, essayez, autant que possible, de prendre une boisson verte avant ou après votre collation pour obtenir les nutriments cofacteurs importants.

De l'importance des nutriments co-facteurs et antioxydants

Afin d'assimiler correctement les acides gras essentiels, il est important que votre alimentation intègre, on l'a vu, des cofacteurs nutriments. Ils sont en outre très importants pour maintenir votre corps et votre organisme en bonne santé.

Les cofacteurs important sont: le magnésium, le zinc, les vitamines B, la lécithine et les vitamines A, C et E (antioxydants).

Les antioxydants (vitamines A, C et E)

Afin de vous assurer que vous avez trouvé suffisamment de vitamines antioxydantes A, C et E vous devez essayer de consommer beaucoup de légumes à feuilles vertes comme les épinards, le chou frisé des légumes comme les carottes et les poivrons de couleur.

L'idéal serait de manger de la salade au moins une fois par jour, une portion de brocoli par semaine, de même qu'une portion de carottes. Ces dernières contiennent du bêta-carotène. Le bêta-carotène est converti en une forme de la vitamine A dans l'intestin et transporté vers le foie, où il est stocké et prêt à être utilisé par le corps.

En buvant le thé d'ortie de manière quotidienne, vous obtiendrez quelques vitamines A et C, ainsi que certains minéraux.

De même, boire les smoothies spéciaux avec divers ingrédients de tous les jours sera une excellente manière d'augmenter votre apport en antioxydants.

Les vitamines B

Un déficit en vitamines B est probablement ce qui est le plus couramment observé chez les personnes victimes de pertes de cheveux.

Il faut savoir que les vitamines B sont perdues par le corps en situation de stress, de consommation d'alcool, ou encore en cas d'exercices sportifs trop important. Pourtant, les vitamines B sont essentielles pour la santé des cheveux, de la peau et des ongles. Des études ont démontré qu'une carence en biotine ou vitamine B12 va directement causer la perte de cheveux.

Cependant toutes les catégories de vitamines B sont importantes pour une bonne santé, en particulier en ce qui concerne les cheveux et la peau.

Beaucoup de vitamines B se trouvent dans les aliments protéiques. En plus de manger beaucoup de légumes, vous aurez besoin de consommer des aliments protéiques, comme le jaune d'œuf par exemple (CF la méthode spéciale smoothies). D'autres aliments en contiennent, comme bœuf, le poisson, le soja, quelques haricots.

N'oubliez pas que toutes les vitamines sont essentielles et bonnes pour votre organisme, et donc pour la croissance de vos cheveux. Elles sont parfois même combinées pour permettre un bon fonctionnement des cellules et molécules.

Lorsque les niveaux des vitamines B sont faibles, le débit sanguin peut être altéré et diminué, principalement à destination du cerveau et du cuir chevelu. Cela peut conduire à la dégradation de vaisseaux sanguins, pouvant entrainer la mort des follicules pileux. Alors pas de ségrégation !

Mangez des épinards, du persil, des navets, des brocolis, des betteraves, de la moutarde, des asperges, de la laitue, des lentilles, etc...

Le magnésium

Le magnésium est un autre nutriment cofacteur essentiel. C'est aussi un relaxant musculaire qui peut avoir un effet calmant sur le corps et favoriser la circulation sanguine. Voici quelques sources de magnésium: le flétan, les amandes, les noix de cajou, les graines de soja, les épinards et les graines de citrouille.

Le zinc

Le zinc est un nutriment important dans l'alimentation. Il se trouve généralement dans les viandes et les huitres. Si vous êtes végétarien, vous en trouverez dans les lentilles, les graines de citrouille ou les haricots.

La lécithine

La lécithine est une substance importante pour le fonctionnement du cerveau. Elle aide aussi à la dissolution des acides gras essentiels, contribue à réparer le foie et à le garder propre de toute accumulation néfaste. On en trouve généralement dans le jaune d'œuf cru ou les fèves de soja.

Focus sur les boissons vertes

C'est une source pratique et abondante de nutriments. Pratique si vous n'avez pas le temps ou si vous avez des difficultés à manger autant de légumes que nécessaire quotidiennement, et abondante par la quantité impressionnante de nutriments qu'elles proposent.

En outre, c'est une excellente source de vitamines A, B et C, de minéraux comme le zinc ou le magnésium, sans compter les autres. Boire une boisson verte par jour contribue à maintenir l'équilibre, même pour les plus occupés d'entre nous et cela se digère très facilement.

Nombre de stars en consomment régulièrement pour se maintenir en forme, garder une belle peau et améliorer leur santé. Il en existe un grand nombre et de nombreuses variétés. Faites-vous plaisir !

Les Nutriments utilisés par le corps favorisant la repousse des cheveux.

Maintenant, nous allons regarder les nutriments que le corps utilise pour développer directement les cheveux. Ces nutriments travaillent ensemble, en synergie pour stimuler la croissance des cheveux.

Voici une petite liste qui devrait vous guider.

L'arginine

L'arginine stimule la croissance et la libération d'hormones. C'est un élément important pour le métabolisme. Non seulement l'arginine contribue à la croissance des cellules ciliées, mais elle contribue aussi a améliorer la circulation sanguine, en particulier aux extrémités - ce qui est exactement ce que nous devons favoriser pour la croissance des cheveux.

On trouve l'arginine dans les aliments suivants :

- Les épinards
- Les lentilles
- Les crevettes
- Le crabe, le homard et d'autres crustacés
- Le thon
- Le saumon
- Le poulet
- Les oeufs
- Les noix - en particulier les arachides, les amandes et les noix
- Les graines - en particulier les graines de tournesol et les graines de citrouille
- Haricots de tous types
- L'ail
- L'oignon

La leucine

La leucine est un acide aminé que votre corps n'est pas en mesure de fabriquer lui-même. C'est donc à partir de votre alimentation quotidienne qu'il en obtiendra. On en trouve dans:

- Les lentilles
- Le Bœuf
- le Poissons
- Les noix
- Les crustacés
- Le poulet
- Les œufs
- Les pois chiches

- Les grains entiers
- Le riz brun
- La protéine de lactosérum

La méthionine

La méthionine est un acide aminé essentiel qui aide à prévenir la perte de cheveux prématurée. Il aide également à améliorer la texture des cheveux, leur qualité et leur croissance. On en trouve principalement dans :

- Les blancs d'œufs
- Le poisson blanc
- Les graines
- Le fromage
- La volaille
- l'avoine
- Le yaourt
- Les brocolis

L'iode

L'iode est un minéral qui commande le fonctionnement de la glande thyroïde, qui peut augmenter ou diminuer le fonctionnement du métabolisme. Il contribue à l'utilisation optimale des calories, empêchant ainsi le stockage des graisses. Une augmentation de la consommation d'iode améliore la capacité du corps à assimiler la silice, qui va encore contribuer à la croissance des cheveux. On en trouve principalement dans :

- Le varech (algues)
- Le kombu (algues)

- Les fruits de mer, y compris les crustacés, les palourdes, homards, sardines
- Les asperges
- Les carottes
- Les tomates
- La rhubarbe
- Les Pois
- Les fraises
- Les champignons
- La laitue
- Les bananes
- Le chou
- Le jaune d'oeuf
- Les oignons
- L'ail
- Les haricots de Lima
- Les graines de sésame
- Le soja
- Les épinards
- Les courges d'été
- Les bette à carde
- Les feuilles de navet

Le MSM (méthylsulfonylméthane)

Le MSM est un nutriment essentiel pour la croissance des cheveux. Non seulement il va aider le corps à absorber les nutriments, mais il va également aider à construire le collagène, qui aidera à la production de cellules dans le cuir chevelu. Comme nous vieillissons, nos niveaux de MSM diminuent.

Logiquement, vous ne devriez pas avoir besoin de compléter de MSM, mais en en ajoutant un quart de cuillère à café à vos smoothies, cela pourrait être bénéfique à la croissance de vos cheveux. On en trouve sous forme de poudre en ligne et dans certaines boissons vertes.

Au naturel, on en trouve dans :

- Le chou
- Le brocoli
- Le chou-fleur et autres légumes crucifères
- L'ail
- Les Oignons
- Les asperges
- Le curcuma
- Les tomates
- Les radis
- L' avocat
- Les épinards
- Les Carottes
- Les paprikas
- Les fruits aux couleurs vives
- Les œufs
- Les viandes et poissons

Les légumes crus sont les meilleures sources de MSM.

La silice

De nombreux compléments capillaires contiennent souvent de la silice, qui est un dérivé de la prêle. Cependant, il est possible d'en obtenir par les aliments. Augmenter votre consommation de silice va directement agir sur vos cheveux, en les nourrissants de manière efficace, ce qui est essentiel pour leur croissance.

Les bonnes sources de silice se trouvent dans :

- L'avoine
- Le riz brun
- Les concombres
- Les asperges
- La laitue
- Le chou
- Les oignons
- Les patates douces
- Les graines de tournesol
- Les fraises et autres fruits à teneur faible en sucre

Le sélénium

Comme l'iode, le sélénium est nécessaire au fonctionnement de la glande thyroïde. Une carence en sélénium peut conduire à des douleurs dans les muscles et les articulations, une chevelure terne, et des taches blanches sur les ongles. Cependant, il faut faire bien attention, car l'apport de sélénium en quantité excessive peut causer la perte de cheveux, il est donc important de ne pas consommer tous les aliments qui contiennent de grandes quantités de sélénium.

En outre, bien que la liste ci-dessous vous donne une indication sur les aliments qui en contiennent, restez dans la modération quand vous en consommez. Modération, mais pas exclusion. Voici les aliments sources :

- Les noix (particulièrement les noix du Brésil, consommation limitée à une petite poignée quotidienne)

- les fruits de mer, en particulier: le crabe, le homard, les coquillages
- Le foie
- Les graines de tournesol.

Le fer

Le fer est important dans la production d'hémoglobine. L'hémoglobine sert à transporter l'oxygène dans le sang jusqu'à tous les tissus et organes majeurs du corps. Un taux d'hémoglobine normale assure un flux adéquat de sang dans le cuir chevelu, ce qui est nécessaire pour la stimulation de la croissance des cheveux

Les œufs et les poissons gras sont de bonnes sources de fer. D'où la nécessité d'en consommer au moins une fois par semaine ou couplé avec le smoothie, s'agissant des jaunes d'œuf. Les légumes sont aussi riches en fer.

Comme en toute chose, il faut être raisonnable. Il n'est pas nécessaire de prendre des compléments de fer, à moins que votre médecin ne vous le prescrive en cas de carence.

Un bilan de santé est recommandé en ce cas. Sachez en outre qu'une carence en fer peut aussi être une cause de la perte de cheveux.

L'inositol et la choline

L'inositol et la choline aident à décomposer les graisses et soutenir la fonction hépatique. Il est bon de manger une orange régulièrement, car elle contient de l'inositol.

Il peut être utile de compléter vos repas avec des haricots (une fois par semaine). L'œuf, une fois encore, et plus particulièrement le jaune est une excellente source de s'inositol.

L'acide pantothénique (vitamine B5)

L'acide pantothénique (vitamine B5) peut être une vitamine très cruciale pour les personnes souffrant de perte de cheveux. Il est en effet possible qu'un stress élevé peut causer une carence en acide pantothénique, utilisé par l'organisme pour réguler la glande surrénale, entre autres choses.

En outre, un déséquilibre des hormones ou des surtensions hormonales peuvent épuiser l'acide pantothénique, car il est une composante de la co-enzyme A, qui ne peut être produite par le corps.

Par conséquent, il peut être utile de compléter avec de l'acide pantothénique pendant une période donnée, au moins jusqu'à ce que vous ayez normalisé votre équilibre hormonal

Les bonnes sources de l'acide pantothénique sont le jaune d'œuf, le brocoli, le poisson, les crustacés, le poulet, les légumes, les champignons, les avocats, et les patates douces.

La biotine

La biotine est une autre vitamine B essentielle pour la santé des cheveux. Une carence en biotine peut directement causer la perte de cheveux. Toutefois, cela est rare et il est peu probable que vous ayez un déficit en biotine si vous avez une alimentation équilibrée.

On en trouve principalement dans les blettes, les tomates, la laitue romaine, les carottes, les amandes, les œufs, les oignons, les choux, les concombres et les choux-fleurs.

Tableau hebdomadaire récapitulatif des nutriments à consommer

Vous voilà armé d'une masse importante d'information qu'il est désormais temps d'utiliser. Je ne peux que vous conseiller de faire un test sur un mois, en augmentant massivement les apports de nutriments comme évoqués ci-dessus.

Vous devez adopter un mantra : demandez-vous chaque jour si vous avez pris suffisamment des éléments essentiels à la nutrition de vos cheveux et vous allez très rapidement observer des résultats agréables.

Voici un petit tableau récapitulatif pour vous accompagner au quotidien :

Vaincre La Calvitie

Éléments nutritifs / Sources alimentaires	Lundi	Mardi	Mercredi	Jeudi	vendredi	Samedi	Dimanche
Les acides aminés							
Œufs (idéalement brut, organique) - 3-7 par semaine							
Poulet ou de dinde (idéalement organique) - 1-3 par semaine							
Crevettes et autres crustacés : 1-5 portions par semaine							
Crabe, le homard et autres crustacés - 1-5 portions par semaine							
Thon, le saumon, le maquereau et d'autres poissons gras - 1-3 portions par semaine							
Poissons blancs comme le cabillaud,							

Le Régime Alimentaire Idéal Pour Favoriser L'équilibre Hormonal Et La Repousse Des Cheveux

l'églefin, la plie, le bar, le lieu noir - 1-3 portions par semaine							
Foie - 1-7 portions par semaine							
Fromage (faible en gras) - 2-5 portions par semaine							
Haricots de tous types, tels que haricots rouges, haricots beurre, haricots noirs - 1-7 portions par semaine							
Graines de citrouille et de tournesol - 1-7 portions par semaine							
Arachides, amandes et noix (non salées) - 1-7 petites portions par semaine							
Lentilles - 1-7 portions par							

Vaincre La Calvitie

semaine							
Le yaourt pro biotique - 0-7 par semaine							
Avoine - 0-7 portions par semaine							
Germe de blé 0- 7 fois par semaine							
Pastèque ou jus de pastèque (pas de concentré) - 1- 7 portions par semaine							
Le riz brun - 1-7 portions par semaine							
Brocoli - 1-12 portions par semaine							
Épinards (ou légume équivalent) - 1-14 portions par semaine							
Poivrons rouges - 1-5 portions par semaine							
Concombre - 1-7 portions par semaine							
Asperges - 1-7 portions par semaine							

Le Régime Alimentaire Idéal Pour Favoriser L'équilibre Hormonal Et La Repousse Des Cheveux

Laitue - 1-7 portions par semaine						
Chou - 1-7 portions par semaine						
Les patates douces - 1-7 portions par semaine						
Oignons - 1-10 portions par semaine						
Ail - 2-12 gousses par semaine						

Les nutriments pour soutenir la croissance des cheveux Essayez de manger au moins 6 portions de légumes par jour. Si vous n'y arrivez pas, compléter avec une boisson verte.							
Algues (ou un supplément de varech) - 7 portions par semaine							
Fraises, canneberges, bleuets, mûres, framboises, groseilles, cerises, la papaye, les prunes, kiwis, goyaves, avocats et d'autres fruits faible de sucre – 4-9 portions par semaine							
Légumes colorés comme les carottes, les pois, Maïs doux, radis, tomates, courgettes, courges, betteraves, piments, poivrons, brocoli - 14-21 portions par semaine							
Légumes à feuilles vertes tels que les épinards, le chou frisé, cresson et le persil - 14-21 portions par semaine							
Autres légumes pour atteindre l'équilibre, comme							

le rutabaga, chou-
fleur, choux de
Bruxelles, champi-
gnons, pois mange-
tout - 1-7 portions
par semaine

AGE (2-3 cuillères à soupe par jour):							
Le kéfir + AGE + boisson verte							
Smoothie spécial							
Salade fraîche avec vinaigrette AGE							
AGE + boisson verte							
Sandwich spécial + boisson verte							
tortilla spécial + boisson verte (facultatif)							
Thon + boisson verte							
yaourt spécial							
Les poissons gras (1-2 portions par semaine)							
Noix du Brésil (Pas plus de 3-5 par jour)							
Graines de citrouille (1-7 portions par semaine)							
Noix (pas plus de 5 à 10 par jour)							
Haricots de n'importe quelle variété (1-7 portions par semaine)							

Des bonnes pratiques alimentaires

Vous êtes intelligents, et vous savez parfaitement qu'il ne suffit pas seulement de consommer tous les bons nutriments, mais bien de les consommer au bon moment et avec de bonnes combinaisons. Certains éléments nutritifs travaillent ensemble, tandis que d'autres limitent l'absorption ou l'assimilation des autres nutriments.

Voici quelques règles générales pour vous accompagner.

- **Mangez des aliments de nettoyage le matin.** Essayez d'éviter de manger de la viande, des produits laitiers ou des aliments gras le matin - sauf si vous avez fait du sport le jour avant et vous avez besoin d'un peu plus de protéines pour la récupération musculaire. Sinon, optez le matin pour les fruits, les légumes et les salades. Votre corps se nettoie la nuit et le matin de sorte que le matin est le meilleur moment pour consommer des aliments et des boissons de nettoyage.

- **Mangez des aliments «de construction» dans l'après-midi / soirée :** L'organisme se sert mieux des protéines et aliments à haute teneur nutritive dans ces périodes de la journée. D'autre part, concernant les protéines, préférez le poulet et la dinde au porc et au bœuf, ces derniers devant être réservés en quelques occasions. Et dans tous les cas, il faut qu'ils soient de bonne qualité. Les viandes moins chères ont tendance à provenir d'animaux qui ont été traités de manière hormonale et nourris avec des aliments à faible teneur en éléments nutritifs. De plus, le bœuf et le porc sont difficiles à digérer et peuvent aboutir à un ralentissement du système digestif. et l'élimination des excès d'hormones telles que la DHT.

Certains pratiquent le jeune après avoir mangé de la viande, en sautant un repas. C'est assez intéressant. De manière générale, il est préférable de ne pas manger de viande tous les jours pour maintenir un bon équilibre hormonal et pour ne pas saturer l'estomac dans sa tâche de digestion.

- **Mangez tout simplement.** Un bon moyen d'éviter de bloquer les différents nutriments après chaque absorption est de manger simplement. Essayez de manger seulement quelques groupes d'aliments différents ou mieux encore, un seul à chaque repas. Par exemple, vous pourriez avoir des fruits et / ou de la bouillie pour le petit déjeuner, salade au déjeuner et un plat de viande ou de poisson à dîner. C'est une très bonne pratique alimentaire, car plus facile pour votre système digestif et l'absorption des nutriments.

- En suivant le nettoyage dans la matinée, la construction en fin d'après midi / début de soirée, avec la règle du manger simplement, vous rendez à votre corps un grand service.

- **Essayez de ne pas manger des fruits et légumes ensemble.** Certaines personnes ont du mal à digérer les fruits et légumes en même temps. Si vous trouvez que vous vous sentez gonflés après avoir mangé des fruits et légumes au cours du même repas, ne renouvelez pas l'opération. Les nutriments contenus dans ces groupes d'aliments peuvent entrer en conflit, entraînant des difficultés de digestion. Écoutez votre corps et allez dans son sens. La même chose peut se produire avec d'autres combinaisons d'aliments. Si vous trouvez qu'une certaine combinaison d'aliments vous fait sentir ballonnés, essayez d'analyser ce que vous avez mangé et de changer votre alimentation pour éviter les ballonnements.

- **Mâchez bien ce que vous allez avaler.** Le processus de digestion commence dans la bouche où les enzymes dans la salive commencent la dissolution de la nourriture. Donnez le plus d'aide possible à votre corps et votre système digestif en mâchant vos aliments pendant une période assez importante. Prenez votre temps.

- **Ne buvez pas trop liquide avec, juste avant ou juste après votre repas.** Vous devez éviter de boire avant, pendant et après les repas, trop d'eau peut nuire à la digestion et l'assimilation des aliments.

- **Ne pas manger durant les deux heures précédant le coucher**, sauf les produits de nettoyage ou encore un pro-biotique. Votre corps a besoin de temps la nuit, pendant que vous dormez, pour se nettoyer et régénérer ses cellules. Forcé à digérer les aliments, il ne se concentrera mois aux autres tâches. De même, dans la mesure du possible, éviter de manger trop lourd. N'oubliez pas que le sommeil est réparateur, dans tous les sens du terme. C'est fondamental pour de nombreuses choses, notamment le ralentissement du processus de vieillissement.

- **Evitez autant que possible les aliments transformés** et les aliments avec des aditifs et produits chimiques. Ces aliments augmentent la charge de travail, si je peux dire ainsi, assignée à votre foie. Il aura donc moins de capacité à gérer et traiter l'élimination des toxines. Evitez aussi les graisses hydrogénées et partiellement hydrogénées, mauvaises non seulement pour le foie, mais aussi pour le reste de l'organisme. Ces graisses se trouvent dans des aliments comme les pâtisseries, les tartes et les gâteaux. Globalement les éléments sucrés, ou trop sucrés, ont un impact négatif sur votre foie et sur le sang. Essayez de manger des aliments crus non transformés chaque fois que possible.

Conclusion

Nous avons vu dans le détail les éléments clefs de l'alimentation idéale pour permettre à vos cheveux de pousser de la meilleure manière possible. À vous désormais d'établir et de suivre ce programme au quotidien. Rappelez-vous, chaque jour vous devez consommer des acides gras essentiels, six portions de légumes, des aliments riches en protéines et des aliments nutritifs nécessaires pour nourrir vos cheveux.

À mon sens, il ne suffit pas de suivre ce programme pour un mois seulement, mais véritablement de mettre en application cette hygiène alimentaire pour l'avenir. Les bénéfices sont tellement grands, pour votre corps, votre organisme, votre peau... Que cela vaut le coup d'aller plus loin.

Et l'avantage de ce programme est qu'il s'adapte parfaitement à tous les types de vie, que vous ayez des journées de travail très actives ou que vous soyez au foyer. Nombreuses sont les recettes qui peuvent se préparer à l'avance et être emmenées sur le lieu de travail, comme les boissons vertes, les jus de légumes etc.

Mais avant que tout cela ne devienne naturel chez vous, il est nécessaire de se conformer à une certaine rigueur, et de suivre un plan, ne serait-ce que pour vous assurez que vous consommez bien ce qu'il faut quand il faut.

Au fond, c'est assez simple. Vous pouvez simplement faire le strict minimum en buvant quotidiennement une boisson verte et en ayant vos cuillères d'acides gras essentiels, ce qui vous prendrait que quelques minutes. Mais, comme évoqué plus haut, il est important de diversifier les sources alimentaires. Ainsi, vos prostaglandines seront nourries et votre équilibre hormonal se rétablira au fur et à mesure.

Attardons nous maintenant sur un point important, la stimulation de la circulation sanguine, essentielle pour renforcer la lutte contre la chute des cheveux.

Chapitre IV

STIMULATION DE LA CIRCULATION SANGUINE

Une bonne circulation sanguine, tonique et forte, est excellente pour la santé. Cela contribue à l'équilibre hormonal, aide à garder la peau saine, les cheveux en bonne santé, et votre corps à travailler de manière efficace.

Dans ce chapitre, il est question de booster votre circulation sanguine pour que votre corps puisse effectuer de manière optimale toutes les taches qui permettent de vous maintenir en bonne santé. Cela va, par la même occasion, vous aider dans votre lutte contre la chute de cheveux.

Couplée avec l'utilisation du dermaroller, la brosse de sanglier et le tonic, la stimulation de la circulation sanguine est un excellent moyen de compléter vos actions.

Bénéfique, non seulement pour vos cheveux mais aussi votre corps et votre santé, découvrez comment, par quelques exercices simples et réguliers vous allez pouvoir agir au service de la repousse de vos cheveux.

De l'importance des exercices intenses réguliers.

C'est évident, on le sait tous, le sport est essentiel pour la santé. Ici, ce qui est important, c'est comprendre en quoi le sport est bénéfique à la circulation sanguine.

Lorsque vous transpirez, le sang est stimulé et circule dans tout votre corps. Dans l'idéal, il faudrait faire 20 minutes de sport au moins trois fois par semaine. En effet, vous allez comprendre en quoi c'est important pour nous, car l'exercice cardiovasculaire a trois principaux avantages :

1. Par la transpiration, votre corps élimine les toxines par la peau.

2. L'exercice cardiovasculaire permet au sang de circuler correctement et activement jusqu'aux extrémités de votre corps.

3. Faire des exercices permet au corps de fabriquer et d'utiliser les hormones de manière naturelle, et nous avons vu l'importance de l'équilibre hormonal.

Pourquoi ne pas pratiquer un sport comme le squash, le tennis, le football, le basket-ball, ou un sport équivalent comme le jogging, si votre condition physique actuelle le permet.

Après une séance de sport, il est important de prendre une douche et de bien rincer vos cheveux et le cuir chevelu car la sueur sécrétée peut contenir des toxines qui peuvent être néfaste et contraires à votre but : lutter contre la chute de cheveux.

Si vous n'êtes pas sportif, allez-y progressivement pour ne pas commettre d'impair. Le corps est une machine qu'il faut entretenir et roder. Si vous forcez trop, vous allez vous épuiser. En outre, vous allez sans doute ressentir comme une démangeaison sur la peau, c'est parfaitement normal car le sang, sain et oxygéné va affluer en masse sur l'ensemble de votre corps.

Les grands sportifs le savent, chaque séance de sport a pour conséquence de bruler des calories, qu'il faut compenser par une alimentation saine, avec beaucoup de légumes, de fruits et de protéines. Reportez vous au chapitre précédent pour l'alimentation.

En tous les cas, gardez à l'esprit que l'exercice consomme des nutriments et parfois beaucoup, ce qui implique qu'ils peuvent manquer pour vos cheveux. D'où la nécessité de compenser en augmentant les apports en éléments nutritifs.

L'importance de reconstituer les electrolytes

Si la transpiration est un excellent moyen pour éliminer les toxines de votre corps, elle supprime également les électrolytes de votre corps. Le calcium, le sodium, le potassium, le chlorure de magnésium, le phosphate d'hydrogène (un minéral) et le carbonate d'hydrogène (un sel) sont tous des électrolytes vitales pour la survie. Si vous transpirez fréquemment, il faut penser à reconstituer ce qui est perdu. Comment ? De manière très simple en fait. Une excellente source naturelle d'électrolytes est l'eau de noix de coco. Si vous faites de l'exercice intensément et fréquemment, l'eau de coco est une boisson de récupération idéale en plus d'être une très bonne source d'hydratation. Attention, il s'agit bien de l'eau de noix de coco et non de lait, qui est différent. Deux simples verres suffisent.

Les agrumes, notamment les oranges, sont aussi une bonne source d'électrolytes.

Stimuler la circulation par la pratique des «Douches chaudes et froides»

Voici une excellente technique à pratiquer chaque jour. Il s'agit, sous la douche, d'alterner entre le froid et le chaud alternativement, environ 3 ou 6 fois pour chaque température, et assez longtemps pour que le corps s'adapte.

Il faut démarrer progressivement pour ne pas vous sentir mal avec une température trop froide ou trop chaude. C'est normal de ne pas se sentir bien lorsque l'eau est trop froide, car la circulation sanguine n'est pas efficace immédiatement. Cela ira de mieux en mieux, et au fur et à mesure que vous réalisez cet exercice.

Couplé avec les autres conseils du chapitre, vous vous rendrez compte que vous allez rapidement vous adapter et que cela sera de plus en plus facile à réaliser. Ici, l'idée est de stimuler la circulation jusqu'aux extrémités.

Lorsque votre peau est chauffée par l'eau chaude, le sang afflue sur votre peau. Lorsque votre peau est froide, le sang reflue vers vos organes internes. Cet exercice booste la circulation et vous remarquerez, après quelques semaines, que vous devenez de plus en plus résistants au froid, car votre circulation sanguine est renforcée et plus efficace.

Terminez votre douche par l'eau froide, afin de refermer les pores de la peau et ainsi éviter les invasions bactériennes potentielles.

À mon sens, cet exercice est aussi excellent pour lutter contre le stress, du moins pour construire et améliorer votre tolérance au stress. Cela contribue à rendre votre esprit plus fort et plus sain. En outre, une fois votre douche prise, vous vous sentirez vraiment mieux et en forme, pleins d'énergie.

Focus sur le sauna, le hammam, la piscine et les douches froides

Ces installations peuvent produire un effet similaire à la douche chaude et froide que vous pratiquez chez vous, mais sont plus puissant. Si vous avez accès à ces installations, il peut être très bénéfique de les utiliser au moins deux fois par semaine. Entrez dans le sauna pendant cinq minutes. Puis plongez dans la piscine ou prenez une douche froide pendant une minute. Répétez trois fois. Vous pouvez utiliser ce système pour éliminer les toxines de votre corps à travers la peau, tout en veillant à bien rincez vos cheveux et le cuir chevelu ensuite.

Ces tisanes qui stimulent la circulation sanguine

Vous pouvez ajouter quelques tisanes à votre régime quotidien. Elle sont généralement peu onéreuses, faciles à utiliser et très efficaces. En voici quelques unes particulièrement intéressantes du point de vue de la circulation sanguine.

Le Ginkgo Biloba

Cette herbe est connue pour favoriser la circulation sanguine aux extrémités. On en trouve dans les grandes surfaces ou dans les magasins de produits naturels. Attention lorsque vous préparez votre tisane à ne pas verser l'eau encore bouillante directement sur les feuilles, cela pourrait nuire à certains nutriments. Attendez quelques secondes.

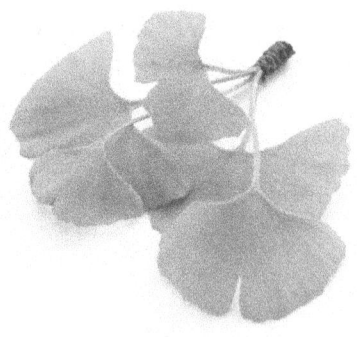

Gotu Kola

Cette plante est connue pour traiter l'insuffisance veineuse. Elle aide à maintenir et réparer si besoin les parois internes des veines, afin de permettre au sang de mieux circuler.

De nombreuses études ont permis de constater des améliorations considérables des canaux de circulation après seulement huit semaines d'utilisation du principe actif contenu dans cette plante. Et à notre niveau c'est tout à fait ce qu'il nous faut.

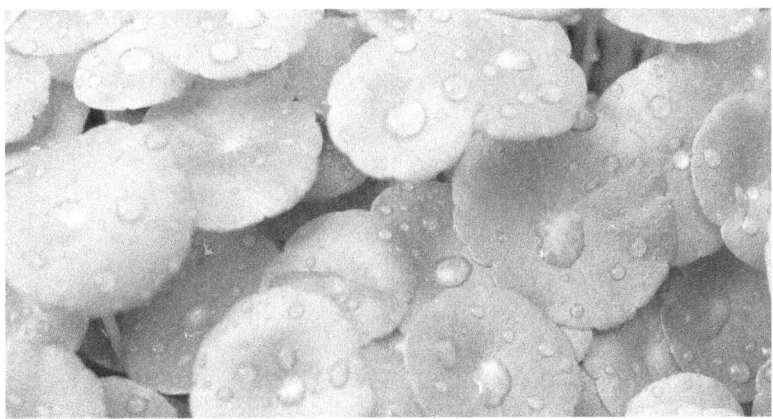

L'herbe est également connue pour soulager le stress, l'anxiété, la fatigue mentale et lutter contre les problèmes de mémoire. Elle aide à stimuler le métabolisme des cellules du cerveau et les protège contre tout dommage causé par les toxines.

Toutes ces qualités font de cette herbe un outil puissant et efficace pour votre santé. On la trouve dans les magasins de produits naturels et en ligne.

Le poivre de Cayenne

Le poivre de Cayenne est une plante stimulante obtenue à partir des gousses séchées de piments. Le principe actif est un dérivé de la capsaïcine, qui donne la sensation pimentée et la réaction de chaleur et brulure. Le poivre de Cayenne contient aussi de la vitamine E, C et des caroténoïdes. On l'utilise traditionnellement contre la mauvaise circulation, les problèmes de digestion, les maladies cardiaques, les douleurs, les maux de gorge, les maux de tête et les maux de dents.

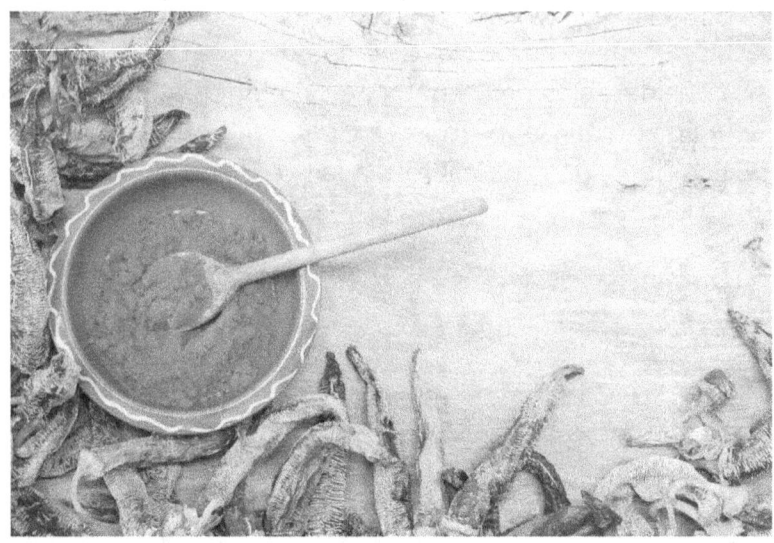

Consommé, le poivre de Cayenne apaise le tube digestif, stimule la production de salive et la sécrétion gastrique. Outre l'amélioration de la circulation sanguine, il augmente également l'efficacité des autres herbes.

Préférez l'utiliser en poudre plutôt qu'en capsule, car l'efficacité en sera améliorée (salive stimulée). L'équivalent d'une cuillère à thé quotidiennement est recommandé, directement ou dans des aliments. Les fans de nourriture épicée seront ravis !

Le gingembre

Le meilleur moment pour manger le gingembre est juste avant le dîner, car il aidera votre corps à digérer votre dîner en stimulant votre système digestif. Ce est aussi un excellent nettoyant pour sang, ce qui aidera votre circulation à être plus efficace. Une tranche de gingembre frais avant le dîner est un excellent ajout à votre calendrier alimentaire.

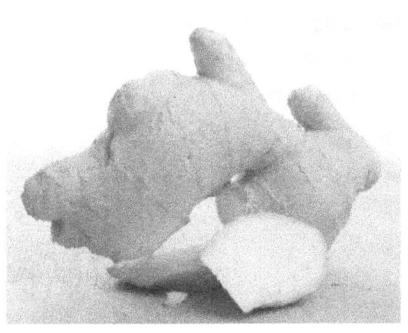

L'ail

L'ail est un aliment très sain qu'il faut manger régulièrement. Il nettoie le sang et réduit le cholestérol. Essayez d'intégrer de l'ail dans le plus de plats possible. Attention toutefois à ne pas en manger de manière excessive, car votre peau pourrait en prendre l'odeur et la refouler lorsque vous transpirez.

De la gravité et des positions de yoga faciles pour aider la circulation

Nous avons évoqué les bienfaits du sport, les tisanes et produits bénéfiques pour la circulation sanguine, voyons maintenant comment favoriser la circulation sanguine par la réalisation d'exercice doux de respiration et de détente.

Vous pouvez les réalisez au quotidien, et cela ne vous prendra pas plus de 10 minutes. L'idée est de travailler avec la gravité afin de faire affluer le sang au niveau de la tête et du cuir chevelu.

Position 1 (ci-dessous): Positionner vos pieds dans la continuité de vos épaules, légèrement écartées. Mettez vos mains sur le sol devant vous et levez le bassin en réalisant un angle droit tout en gardant vos jambes droites ainsi que votre tronc. Gardez la position jusqu'a 10 minutes.

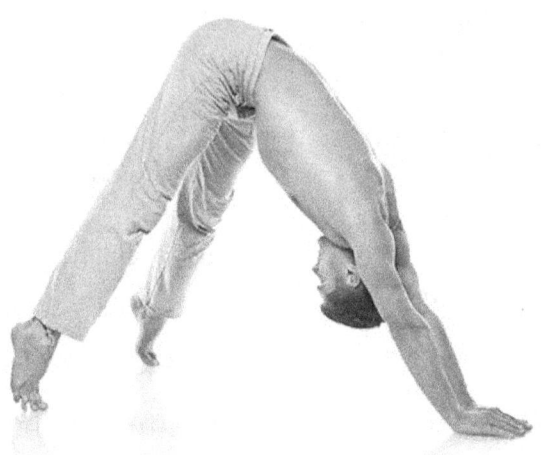

Vous pouvez continuer le mouvement en vous étirant délicatement à l'inverse comme dans la figure ci-dessous.

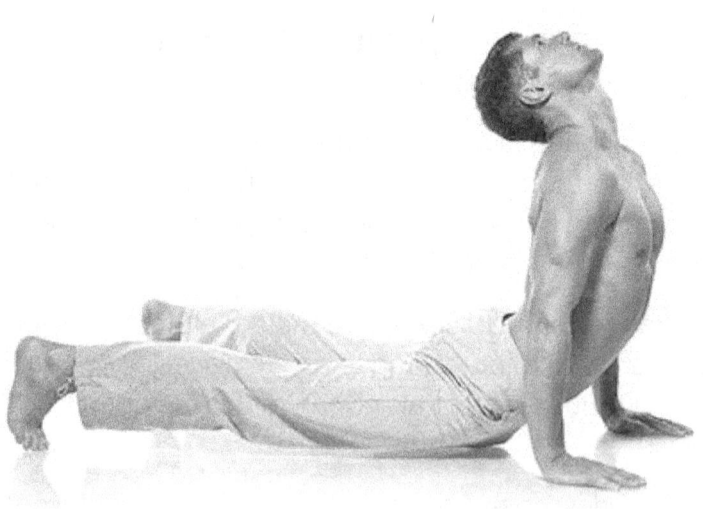

Position 2 (ci-dessous): Asseyez-vous en étendant vos jambes bien droites en face de vous. Essayez de vous pencher au maximum vers le bas afin que votre tête soit aussi proche que possible de vos genoux. Le principal est que votre tête soit bien penchée. Cette position est très bénéfique pour le foie et le côlon.

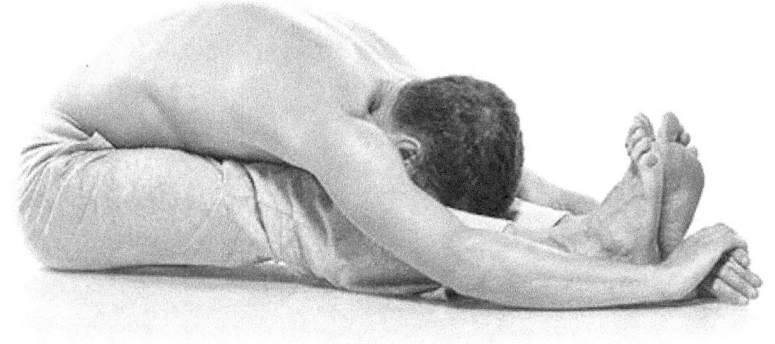

Position 3 (ci-dessous): C'est un mouvement multi-positions. Agenouillez-vous avec vos cuisses verticales et vos tibias plats sur le sol. Gardez le dos droit. Inclinez votre tête vers le bas vers l'avant afin que votre menton touche votre poitrine. Tenez la position en comptant jusque 5, puis déplacez lentement la tête en arrière tout en faisant glisser vos mains sur le dos de vos jambes jusqu'à ce que votre regard soit rivé au plafond, avec votre dos légèrement voûté. Une fois encore, comptez jusque 5 et revenez lentement en position de départ. Répétez l'exercice cinq fois.

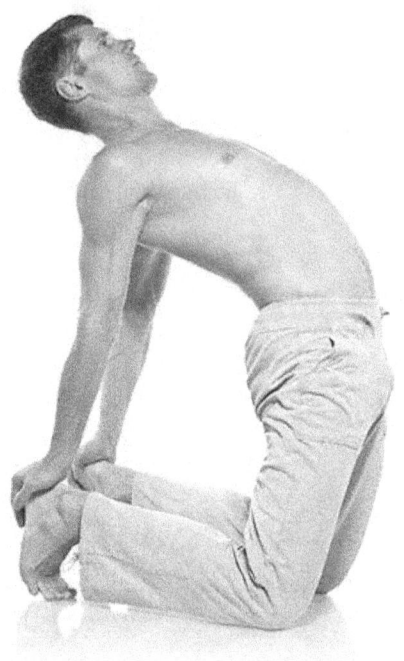

<u>Position 4</u> (ci-dessous): Asseyez-vous sur vos fesses avec vos jambes droites en face de vous. Gardez votre dos droit. Prenez votre pied gauche et placez-le à la droite de votre genou droit. maintenant, prenez votre main droite et placez-la à côté de la poche gauche de votre pantalon, en tournant délicatement votre corps vers la gauche. Utilisez votre main gauche pour soutenir la position. Maintenez la position en comptant jusque 5 avant de réaliser l'exercice de l'autre côté. Répétez l'exercice 3 fois. Cela aidera votre organisme à déplacer les aliments digérés à travers vos intestins.

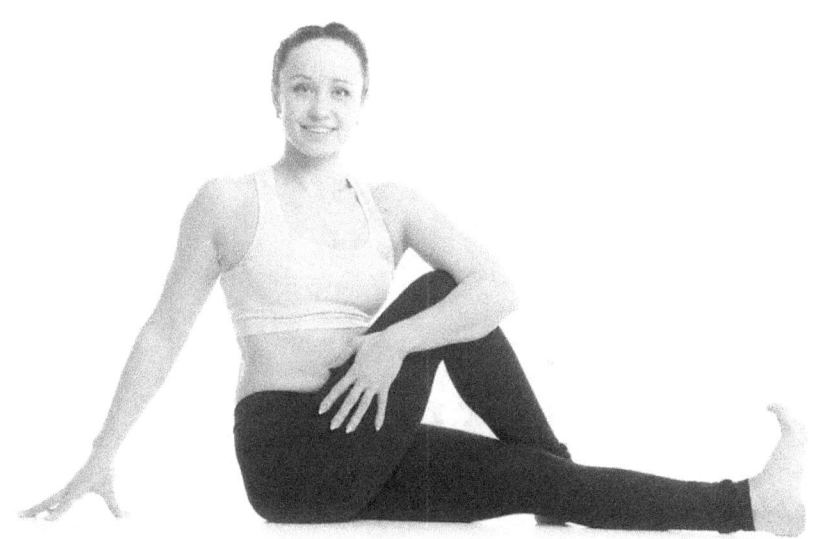

Position 5: Levez-vous. Gardez les jambes droites, avec une légère courbure au niveau des genoux. Baisser les mains et roulez votre corps au maximum, jusqu'à ce que la tête touche les genoux. Dans l'idéal, il faut tenir la position pendant 5 minutes.

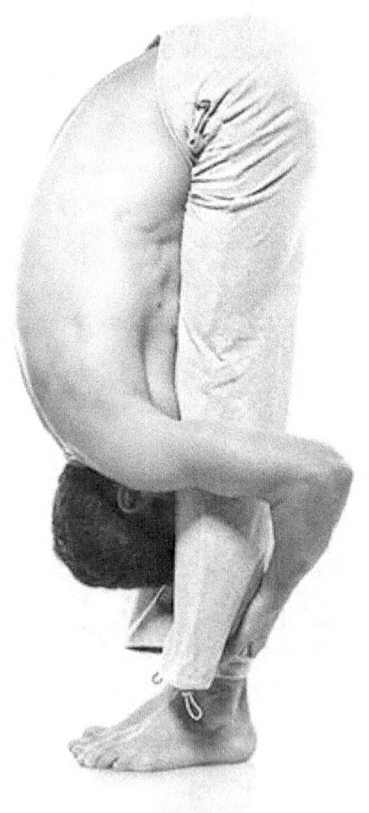

Remarque

Tous ces exercices doivent être exécutés doucement, en veillant à la respiration : elle doit être profonde et calme. Outre l'amélioration de la circulation et de la digestion, ces exercices vous accompagneront dans la gestion de votre stress, surtout si vous les réalisez avec un fond musical doux.

Conclusion

Il a été beaucoup question de circulation sanguine et des moyens de l'optimiser dans ce chapitre. C'est important à plus d'un titre, on l'a vu, et surtout pour traiter efficacement la perte de cheveux. Mal irrigué, le cheveu ne peut plus grandir et finalement, il meurt, et ce n'est pas ce que vous voulez. Plus il est nourri, plus il est fortifié, et plus il pousse.

Couplé à une bonne alimentation, les exercices simples proposés vous accompagneront dans votre lutte et favoriseront une bonne croissance.

QUELQUES
DERNIERS MOTS...

À présent vous avez tout les secrets dont vous avez besoin pour regagner vos cheveux. Lutter contre la calvitie n'est pas forcement aussi simple que d'appliquer une lotion couteuse sur la tête à chaque douche. Non. C'est plus global, c'est plus complexe, mais au fond, rempli de bon sens et de connaissance. Car c'est la connaissance de votre corps, de votre organisme qui vous permettra de remédier à un ou plusieurs déséquilibres dont vous êtes la victime.

Chaque cause doit être traitée de manière indépendante, et distincte, mais en restant toujours en synergie avec le corps et l'organisme. Car l'un ne va pas sans l'autre et c'est réellement le but de cet ouvrage : obtenir que tous les maillons de la chaîne travaillent de concert et de manière efficace pour lutter contre ce trouble qui vous pèse, la perte de cheveux.

Cela passe, comme on l'a vu, par des étapes parfois difficiles comme la désintoxication du foie et des organes digestifs, et par une connaissance approfondies des éléments qui peuvent être néfaste à l'organisme et, par voie de conséquences, à la repousse de vos cheveux.

Quoiqu'il en soit, n'oubliez jamais que vos cheveux ont besoin de trois choses essentielles : être bien nourris, bien protégés de la DHT et d'un bon approvisionnement de sang. Ces éléments ne seront au rendez vous que si vous traitez les questions sous-jacentes, dont les déséquilibres hormonaux, les pores obstrués, les calcifications et la fatigue hépatique.

Si vous suivez les étapes proposées dans ce livre, à chaque fois vous pourrez ressentir quelque chose de neuf, de positif, un sentiment de renaissance et de bien-être qui va forcement contribué à gagner contre ce qui vous a amené ici. Et les bénéfices dépasseront de loin la question de votre cuir chevelu, croyez moi.

Les résultats ne se feront pas attendre, je vous le garantis, même s'ils peuvent varier d'une personne à l'autre, en fonction du cycle du cheveu, mais de l'âge aussi. De quelques semaines à quelques mois, vous allez éprouver un véritable changement qui dépassera de loin la question de votre cuir chevelu, croyez moi.

La clef, c'est la persistance et la volonté. Et surtout l'assurance, au plus profond de vous, que vous allez réussir ce combat contre la perte de cheveux. Je vous souhaite tout le meilleur dans vos efforts. Et rappelez vous : on ne récolte que ce que l'on sème!